知艾不畏艾

——徐克沂医生的脱恐处方

徐克沂 著

中国人口与健康出版社
China Population and Health Publishing House
全国百佳图书出版单位

图书在版编目（CIP）数据

知艾不畏艾：徐克沂医生的脱恐处方 / 徐克沂著 .
北京：中国人口与健康出版社，2024. 10.--ISBN 978-
7-5238-0028-7

Ⅰ. R512.91

中国国家版本馆 CIP 数据核字第 2024RC5810 号

知艾不畏艾：徐克沂医生的脱恐处方

ZHI AI BU WEI AI: XU KEYI YISHENG DE TUO KONG CHUFANG

徐克沂　著

责 任 编 辑	刘继娟	
装 帧 设 计	华兴嘉誉	
责 任 印 制	王艳如　任伟英	
出 版 发 行	中国人口与健康出版社	
印　　　刷	固安兰星球彩色印刷有限公司	
开　　　本	880 毫米 ×1230 毫米　1/32	
印　　　张	4.75	
字　　　数	90 千字	
版　　　次	2024 年 10 月第 1 版	
印　　　次	2024 年 10 月第 1 次印刷	
书　　　号	ISBN 978-7-5238-0028-7	
定　　　价	29.80 元	

微　信 ID　中国人口与健康出版社
图 书 订 购　中国人口与健康出版社天猫旗舰店
新 浪 微 博　@ 中国人口与健康出版社
电 子 信 箱　rkcbs@126.com
总编室电话　（010）83519392
办公室电话　（010）83519400　　　发行部电话　（010）83557247
　　　　　　　　　　　　　　　　　网销部电话　（010）83530809
传　　　真　（010）83519400
地　　　址　北京市海淀区交大东路甲 36 号
邮　　　编　100044

写在前面的话

  最近我在好大夫在线做 HIV 咨询，咨询者几乎全是恐惧艾滋病（恐艾）的人。他们深陷 HIV 恐惧之中不能自拔，经过反复咨询劝说，大部分人可以脱恐，但也有少数人长期不能脱恐，他们把我的话录了音，反复听，反复问，还要求写成文字，说这样才能相信我的话属实，而不是骗他们的。恐艾的原因无非是恐惧艾滋病对身体的损害，尤其是恐惧其致死性后果，由于人们对艾滋病的恐惧，产生了对艾滋病患者的歧视和排斥，使艾滋病患者无法在社会上生存。这就是为什么有些人并没有得艾滋病或者得了艾滋病仍然在潜伏期就自杀了，这里面肯定有比死亡更可怕的东西。

  好在这个世纪瘟疫并不是一个烈性传染病，它有十分固定的传播方式，可防可治。只要我们了解它的传播途径，并采取正确的措施就可以脱离它的威胁。相关部门也正在动员全社会的力量积极进行反歧视工作。

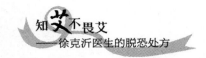
人们认识艾滋病是有一个过程的，包括我们这些防治艾滋病的专业工作者。艾滋病流行早期，美国的医生进入艾滋病病房去看患者是要戴面罩、穿防护服、戴双层手套的。记得我们地坛医院收治的第一例患者，是一个在非洲肯尼亚大使馆工作的女孩，体检查出艾滋病后，单位领导让她离职，她想不通，跳楼自杀，摔断了腿，在地坛医院抢救几天后还是去世了，她去世后，大家感到十分恐惧，我们对病房进行了终末消毒，把她用过的衣服、被褥全都焚烧了。现在大家都知道这完全没必要。1989 年，我去澳大利亚参加了世界卫生组织举办的艾滋病培训班。带教老师 Dr.Julian Gold，是世界卫生组织西太区艾滋病中心的主任，带领我们查房，他们给患者查体从来不戴手套。上午 10 点钟和所有英联邦国家一样，中心有丰富的早茶，护士长推来一辆车，上面装着各种饮料和点心，医生停下手头的工作，患者也从病房走出来和医生护士一起端着咖啡杯，边吃边聊。我简直惊呆了。问 Julian："难道你们不怕被传染上艾滋病？"他说和艾滋病患者一起吃东西不会被传染。艾滋病和乙型肝炎、丙型肝炎一样都是由一种新型病毒传染的疾病，这种病毒英文直译是血液生殖病毒，只能在血液中繁殖，离开人体就立即失活了。迄今为止，所有艾滋病病毒的感染都是发生在体内，无论母婴传播、血液传播还是性传播，没有体外感染的情况。这使我对艾滋病有了真正了解，开始脱离无知和恐惧。

　　这本书是写给恐艾者的，本来我想取书名为"艾滋病记谈"，即是把以往的一些谈话记录整理下来公开发表，再找一些有关材料进行分析讨论，希望会对恐艾者有所帮助。后来觉得这个名字不妥，担心会给读者招来不便。

　　那么取什么名字好呢？这让我想起曾经有机会听到曾毅、郑锡文这些医学泰斗讨论艾滋病英文翻译的情景。他们说关于英文名称的翻译都是译音不译义。如纽约，是美国的先民从英国漂洋过海，登上东海岸后发现这里跟他们的故乡约克郡很像，就取名新约克郡，如果我们译义的话，中国人读起来拗口，外国人听不懂，但是你说纽约，所有人都知道是哪里。艾滋病也是一样。获得性免疫缺陷综合征，英文名为 Acquired Immune Deficiency Syndrome，简称 AIDS，译音是 ài zī。郑锡文建议第一个字用艾，曾毅说："好，艾叶是一种温经散寒的中药，民间在端午节用来驱魔祈福，纪念屈原。用艾叶做的青团还是我们家乡夏季的甜点。"有人说第二个字可以用滋，只取其音，没有什么特殊含义。于是就有了艾滋病这个家喻户晓的名字。今天是端午节，又是艾叶飘香时，正好借用。取名"知艾不畏艾"。

　　苏轼在其词作《浣溪沙》（软草平莎过雨新）中说道："日暖桑麻光似泼，风来蒿艾气如薰，使君元是此中人。"

　　这让我想起 1997 年世界艾滋病日的宣传口号：生活在一个有艾滋病的世界里。

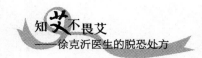
人类可能要与艾滋病长期共存，还是让我们以一颗平常心来对待艾滋病吧！

徐克沂

2023 年端午节于北京

目 录
CONTENTS

恐艾现状及应对

　　20世纪80年代出现的艾滋病是世界上第一个大规模流行的致死性性传播疾病，它打破了人类健康和道德双重底线，引起世界极大恐慌。1988年1月，世界卫生组织在伦敦召开了一个有100多个国家的卫生部长参加的"全球预防艾滋病"顶级会议，针对一个传染病，召开如此规模的全球会议，这是史无前例的。会上宣布每年12月1日为世界艾滋病日，并提出第一个艾滋病日口号：Join the world wide effort（全球共讨，征服有期）。全社会对艾滋病防治投入了巨大的人力物力，但迄今为止仍然没有找到有效的疫苗和治愈的方法，仍不能遏制艾滋病的流行。

　　我国近年来艾滋病的发病率屡创新高，其病死率一直占据传染病首位。人们对艾滋病的恐惧和对艾滋病患者的歧视仍然没有明显改观，由此导致的艾滋病恐惧症的流行已经成为严重的社会问题。百度"恐艾吧"迄今发帖数1800多万。据某市恐

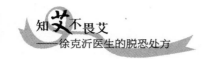

艾干预中心报道，推算当前全国有 200 余万恐艾患者，如果算上有恐艾倾向的群体，数字可能达到千万量级。我自己近年来在好大夫在线的恐艾咨询也达到 48 万人次。这是一个庞大的群体，人数远多于我国感染 HIV 的 100 万患者。

一、典型病例

艾滋病恐惧症是一种心理精神疾病，属疑病症范畴，应叫作艾滋病疑病症。自 2000 年开始，地坛医院性病艾滋病中心设立恐艾咨询门诊，用于治疗艾滋病恐惧症的患者，现将我们治疗的典型病例介绍如下。

病例 1

男，26 岁，2001 年 9 月 19 日来到地坛医院门诊就诊。

这位患者精神高度紧张，说一个月前公司让他陪客户去洗浴中心，有小姐对他进行了性服务。他最近出现了咽痛、发烧、淋巴结肿大，认为自己肯定是得了艾滋病，问我能不能给他一些抗艾滋病的药物进行阻断。当时门诊的 HIV 患者很多，我没有过多的时间听他的倾诉，只是简单地进行了查体，发现他有咽部红肿、颈部淋巴结肿大，我告诉他这些是感冒症状，艾滋病不是这样，不需要抗病毒治疗，而且当时国内也很难找到抗HIV 药物。有没有感染 HIV，做个化验检查一下就知道了，3 天后来取化验结果。第二天患者哥哥来电话说他弟弟跳楼自杀了，留下遗嘱说得了一种见不得人的病。我立刻询问了他的化验结果，是 HIV 抗体阴性，并且让化验室反复查了三遍都是阴性结果。

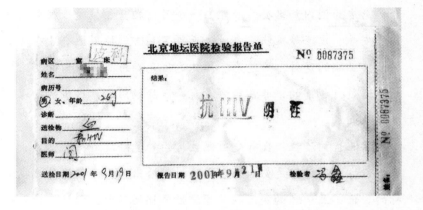

我一直保留着这张化验单，感到深深的自责。这虽然不是我的第一个艾滋病恐惧症咨询病例，但却是最初的几个之一，因为我 2000 年才从美国回来，做了五年的实验室工作，临床有些生疏了。忽略了做医生的最基本原则：You are treating people，rather than diseases（你治疗的是人，而不只是疾病）。

此后我与我们的心理咨询师屈文妍一起制定了自愿咨询检测 Client-initiated voluntary counseling and testing（VCT）流程。从此地坛医院艾滋病门诊的咨询工作走上了正轨。

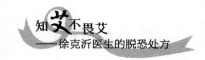

男，32岁，2003年5月来院就诊。

患者为国内知名公司经理，一个月前在会馆接受性服务后出现发热、皮疹等症状，自以为感染了HIV。他说他查了很多关于艾滋病的资料，知道无套性交是最危险的，有90%的艾滋病是通过性传播的，非常后悔没有来医院做阻断，这下他的人生算结束了。

按照咨询流程，我首先对他性行为的危险度进行评估。我告诉他危险度评估是要综合各方面材料给出具体的数据量化指标的。世界上90%的艾滋病是通过性传播的不假，但性传播的危险度却不是最高的，女传男是千分之一，男传女危险度高一倍，是千分之二，也就是说他感染HIV的可能性是千分之一，不要太担心，很有可能他的人生还可以继续。他说："这么说，我感染HIV是个小概率事件。可以放心了。"我告诉他，他讲述的高危行为过程及我做的危险度评估，都是主观的，还应该通过化验做一个客观的评估，于是就抽血化验，当天下午就出了结果，是阴性。他问我这下应该可以除外HIV感染了吧！我说按照WHO规定三个月后还要有两次阴性结果才能完全除外。

过了两周，他又来挂号说他度日如年，实在等不了了。听说曹大夫有个六周论，不要等三个月，6个星期就足够了。我说根据WHO大数据统计结果，二代以后的基因工程检测试剂，抗体出现的时间最晚不超过三个月，一个月阴性可以除外95%，三个月两次抗体酶标检测结果阴性就可以完全除外，没有什么六周论。第三个月他又来了，人瘦得脱了相。两次检测都是阴性，他长长地舒了口气说以后再也不干这种事了。

整整过了一年，这位患者又来了，说没管住自己，又出轨了，但是戴了套，问这次危险度是多少，我说假设对方确实是艾滋病患者，危险度也只有千分之一，你戴了套，就基本上不可能被感染了。那他也要我给一个量化数据，我说大概是百万分之一吧！他说按照模糊数学，百万分之一就是零，他大学本科是数学系的。他又问还要走第二道程序吗？我说还是要检测，但是一个月就够了。他问为什么？我说："按照模糊数学概念，你的危险度已经是零了，一个月95%的感染者都能检测出抗体，所以一个月足够了。"

以后，他又有过多次这样的性行为，每次都来咨询，时间长了我告诉他："恐艾也要靠自己，你有多次这样的所谓高危行为，但都没有被感染，那就应该知道，做好预防确实是不会被感染的。当然我并不鼓励你这样做，我不是你的父母，也不是你的政治老师，不评价你的行为对错，只是告诉你如何预防艾滋病。"后来他来的次数越来越少，最后他请我吃饭，我对他说："你岁数也不小了，劝你还是早一点成家立业，过普通人的生活，这样下去，早晚是要出问题的。"他说："徐叔叔，我真

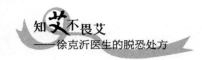

不知道怎样感谢你才好，我一定会听你的话。"

作为一名医生，没有什么比看到他的患者从疾病的痛苦中脱离出来，恢复正常更幸福的了。那时候看病没有实行实名制，我始终不知道这位患者的真实姓名和工作单位，但在和他的接触中让我也受益匪浅。

病例3

男，17岁，同性恋，2003年9月，父母陪同来院就诊。

父母说孩子16岁时被人强奸后感染了HIV。我让他们把病史叙述一遍。他们说孩子在学校学习很好，人也规矩，从来不和女孩子交往，不知道从什么时候开始，孩子总和一个30多岁的男人在一起。有一天孩子哭着说那个人把他的肛门弄出血了，父母吓坏了，去派出所报了案。经审问，那个人说他还有艾滋病，家长随后又去法院告那个人强奸幼男，恶意传播HIV，法院驳回了，说法律只有强奸幼女，没有强奸幼男；孩子是否被传染了艾滋病要有诊断证明书才行。

家长带着孩子去了好几家医院都说不能诊断，孩子一直发热，淋巴结肿大，家长觉得症状都这么明显了，怎么不能诊断艾滋病呢，所以来到我的门诊。我告诉他们不要着急，首先需确定孩子是不是感染了HIV，如果感染了我们马上进行治疗。孩子妈妈拿出了以前的化验单，一共6张，全是阴性，又在地坛医院做了快速化验，还是阴性，我就让他们放心，孩子没有感染，肛交的感染率是千分之五，一般来说一次肛交感染的概率并不高，没有感染也是正常的，至于艾滋病的症状，没有特异性，不能作为诊断依据。

家长说："怎么好好的孩子就同性恋了，他爷爷奶奶说这是精神病，得去精神病院治治。"我说："以前我们上医科大学的时候是这么说的，这是一种精神病，叫性倒错，意思是连自己是男是女都搞不清楚了，但是随着社会的进步、开放，发现同性恋越来越多，这不是精神问题，更不是品行问题，而是一种基因变异。曾经有很多父母带着孩子让我们治疗同性恋，我们也做了一些尝试，但没有效果，正如心理学家弗洛伊德所说，要把同性恋变成异性恋，和把异性恋变成同性恋一样困难。现在社会已经对同性恋采取宽容的态度，人只活一辈子，有权利选择自己的性生活方式。孩子是咱们的心头肉，我们唯一的愿望是他们能够幸福，他是同性恋，咱们得认，要帮助他，支持他。但是必须知道同性恋人群当前在中国是艾滋病的最高危人群，要注意预防。艾滋病和性病预防有一个 ABC 的原则：A（Abstinence），禁欲，在这里主要是针对青少年，青少年正在发育期，要在学校好好读书，和老师同学在一起，不要过早进入社会，对于您的孩子，千万不要让他进入同性恋圈子，不要去那些同性恋聚集的地方；B（Be faithful），忠诚，人是感情动物，性爱是要和自己喜欢的人在一起，不是乱交，同性恋也是一样，长大以后也可以跟一个自己了解的喜欢的人在一起，同性恋婚姻在国外已经有了法律保障，对于艾滋病预防来说，不和艾滋病患者发生性关系就不会感染艾滋病；C（Condom），安全套，不只是艾滋病，所有的性病，包括梅毒、淋病都可以通过戴安全套预防，这是最后一道防线。"

病例 4

男，32岁，2004年3月，来门诊就诊。

接待他的是我们的小刘医生。小刘刚大学毕业，没有工作经验。这位患者讲述了找小姐按摩的过程，先是用手按摩，又用生殖器摩擦，如何如何。刘医生说看病就看病，不要说这些脏话。他和刘医生吵了起来，护士长也劝不住，打电话叫了地坛公园派出所的警察过来，才安定下来。后来我给他看了门诊，听了他详细的叙述，告诉他只有插入性性交才可能传染艾滋病，并建议他一个月后再来做抗体检测，以最后确定。他仍然不依不饶地说刘医生侮辱他，要去投诉。我对他进行了解释，说他对一个年轻的女医生讲这些乱七八糟的东西是不太合适的。他说："有什么不合适，我花钱挂了号，不知道医生是男是女，我不说，她怎么给我看病啊！要说有问题也是你们的安排有问题。"他说得有道理，我赶紧道歉说我们的安排有问题。此次以后我们再也不安排女医生作性病咨询了。

2000 年 12 月 1 日第 13 个艾滋病日的口号是"男士责无旁贷"（Men Make a Difference），旨在动员男性在艾滋病防治运动中承担更大的责任和发挥更大的作用，目的是提高男性的警醒意识和突出他们在控制艾滋病传播中的作用，是有一定道理的。

病例 5

男，42 岁，2006 年 4 月来院就诊。

患者自述乘坐公共汽车时被人从背后用针刺伤，要求服用抗病毒药物进行阻断。我对他进行了检查，在他的后背没有发现任何针刺伤的痕迹，告诉他不需要进行阻断。他问针刺伤会感染艾滋病吗？我告诉他不会的，世界上有很多这方面的报告，在酒吧、舞厅等被针刺伤，但没有一例感染的。我们在 2002 年处理北京扎针事件时，收治了 2000 多人，大多数人像这位患者一样，没有扎伤的迹象，也没有进行任何处理，有十几个人确实被扎伤了，进行了药物阻断，总之，这 2000 多人没有一个感染 HIV 的。我们对处理这种问题是有经验的，让他放心。他又问："不是说医院护士有被扎伤了感染的吗，为什么我们被扎伤就不会感染呢？"我说那叫职业暴露。因为只有护士这种职业才有可能不小心把艾滋病患者的新鲜血液注入自己身体内，在大街上报复社会的人把自己的血抽到针管里，病毒早就死了。

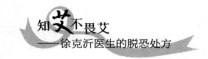

男，32 岁，机关工作者。2004 年 9 月来院门诊。

这位患者在婚外性行为 1 周后出现不适，疲乏、出汗、眩晕、淋巴结肿大、食欲下降、失眠、体重下降，认为自己肯定得了艾滋病。我告诉他单凭症状不能诊断艾滋病，急性期症状没有特异性，潜伏期没有症状，艾滋病期所有症状都是致死性的，他哪个阶段都套不上。他坚持认为自己的不适就是艾滋病症状，我问他见过艾滋病患者吗？他说没有，我说我在中国、美国、澳大利亚见了上万例艾滋病患者，没有像他这样的，他就是典型的艾滋病恐惧症，并告诉他最终还是要靠查抗体决定。

他反复进行了 HIV 抗体检查，18 次均为阴性，他还有些半信半疑，关键是他的症状没有消失，进行性消瘦，口腔霉菌感染，疑为舌毛状白斑，持续淋巴结肿大，CD4 淋巴细胞 $400/mm^3$，他认为这些都是艾滋病病情进展的表现，强烈要求进行鸡尾酒治疗，遭拒绝后又去协和医院看李太生医生的门诊。李医生告诉他这不是艾滋病而是严重的恐惧症，劝他回地坛医院继续就诊。他的焦虑症很严重，我给他服用了百忧解，但好像没起什么作用。

之后，他又去了一家医院，诊断为免疫缺陷，还取淋巴结做了病理，诊断为非特异性炎症。他认为免疫缺陷就是艾滋病，又回来看我的门诊，几乎天天来医院，和科里的医生护士都熟了，他姓刘，大家都叫他刘大哥。我对他说："该说的话都说了，你天天来，不用上班吗？"他说："我们是战备值班单位，领导说我有神经衰弱，工作太紧张，需要休息，让我休息了。其实我们那里神经衰弱的人挺多的。"我说："我给你找到病根了，恐艾就是一种神经衰弱，又叫神经官能症，恐惧、多疑、抑郁、焦虑，你冷静下来，好好想想，事情都过去3年了，有没有艾滋病你应该完全清楚。你信得过我吗？"他说信得过，不得不服。我说："那就听我的，自己不要再想艾滋病的事儿了，跟你们领导说，神经衰弱好了，全心全意回去值班，如果有什么问题再来找我。"然后我给他开了一些安定，让他每天晚上吃一片。

过了一个月他又来了。我说："又返恐了？"他说："没有，是专门来谢谢你的。"他送给我一个定制的瑞士多头刀，上面装饰着一个精美的京剧花脸脸谱。

病例 7

女，护士，30岁，2012年8月职业暴露。

患者从西安来电话说，她给一个检查 HIV 抗体的人抽血，在整理注射器时扎伤了手，她所在的诊所没有抗艾滋病的药，想立刻到北京来看病。我告诉她要尽快去西安传染病医院拿药，如果有危险应该在暴露后 2 小时内服药，来北京恐怕就错过了最佳时机。后来她去了西安传染病医院，那里的医生问我怎么办，我说立刻把药吃上，然后把她抽的血作抗体检测，如果是阴性，就没事，就不用再吃药了。如果是阳性一定要按国家规定的程序来。不要忘了做基线调查，只有确定她以前没有艾滋病，才能确定是否这次职业暴露感染，并得到相关的待遇。几个小时后，西安传染病医院来电话告诉我确定那份血液标本是阴性的。大家都松了一口气。

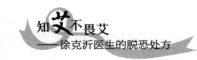

女，42 岁，2004 年 6 月来门诊。

患者说她去理发店剪头发，发现剪刀有血，问是否有可能感染艾滋病。我告诉她不会感染。她说看了中国疾病预防控制中心（CDC）的宣传材料说共用剃须刀和牙刷都会被感染，为什么理发不会。我回答她："我们对艾滋病的认识是不断深化的，以前世界卫生组织的宣传材料也是这么说的，从理论上讲这也许有可能，但这么多年了从来没有发生过这样感染的。美国有人对 40 多个艾滋病家庭进行两年跟踪调查发现，他们有共用洗漱用具的历史，但是没有人通过这种途径感染。我们在河南艾滋病高发地区也做过这样的观察和研究，艾滋病患者家庭成员有与其共用剃须刀和牙刷的历史，也没有人通过这种途径感染。文章发表在中华流行病学杂志上，结果是可信的。通过这种途径感染是一个极小概率的事件，可以忽略不计，现在世界卫生组织的宣传材料已经去掉了不要共用牙刷、剃须刀这句话，改成日常生活接触不感染了。克服艾滋病恐惧症首先要知道艾滋病是怎么感染的，WHO报告6000多万艾滋病病例，都是通过性传播、血液传播、母婴传播这三个途径感染的，没有其他途径。"她说小概率事件如果发生了对她来说也是100%，我说世界上没有100%的事情，模糊数学讲百万分之一就是零。专业统计坐飞机会摔死的概率为百万分之0.27，没有人上飞机之前写遗嘱，而且大多数人不买保险。我们不能生活在小概率事件中，杞人忧天。

之后，这位患者又有几次她所谓的高危行为，一次是坐公共汽车发现椅子上有血迹，一次是去医院检测发现护士的手套不干净。我告诉她这是肯定不会感染的。她问我是不是小概率事件。我直截了当地告诉她根据我个人的经验是肯定不会感染的。她开玩笑地说："你的小概率把我害惨了，我没上过大学，没有那么高的学问。"我说："我这也是现买现卖，从一个恐艾的数学家那儿学来的，看来没有用好。"

以后给患者咨询我再也不提小概率事件了，对有没有危险尽量给一个肯定的答复。比如，日常生活接触肯定是没有危险的，肛交肯定是有危险的，不管你戴不戴安全套。

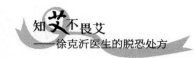

女，23岁，生物学硕士研究生，2009年来门诊。

她说她2天前做实验时，手被针刺伤了，知道针刺伤可以感染艾滋病，而且也有过试验人员被感染的报告。我告诉她那是艾滋病实验室的工作人员，都是在P3实验室，她在普通实验室，没有活的艾滋病病毒，不可能感染。她问能不能检测一下。我告诉她如果真的感染了也要一个月以后才能检出抗体。她问病毒检测是不是快一些。我说也要2周以后，并不是感染以后血液中马上就可以出现大量可以检测出的病毒。

2周后她来门诊要求做病毒载量检测，我告诉她要一个月以后才能出结果，因为一个病毒载量试剂盒能做96人份，价格相当昂贵，标本收集好以后，凑齐了才能做。她说："你不是说病毒离体后立刻死亡吗，过一个月还查得出来吗？"我说："你是学生物的，有一个基本概念你应该知道，病毒和核酸是两回事，艾滋病病毒离体立刻死亡，艾滋病病毒的核酸却几乎是永远不变性的，在刚开始发现艾滋病的时候，科学家甚至检查了埃及的木乃伊，没有查到艾滋病，但发现木乃伊上有结核病的核酸，说明人类3000年以前就有结核病了。"她说那她也要查。

一个月以后抗体和病毒载量都出了结果，都是阴性。她带来一张艾滋病病毒分型图，说艾滋病病毒有这么多型别，还不断变异，一种抗体检测方法怎么能全都覆盖呢？这吓了我一跳，我从来没有见过这个分型图，她说这是最新的 HIV 基因组分子演变图。SIV、HIV2、HIV1 都是同源的，其中 HIV1 最复杂，有 M、N、O 三大组，十几个型别，还有变异、重组。我定了定神说："你这个牛角尖钻得够深的，差点把我也绕进去了。你忽略了一个最基本的问题，艾滋病病毒具有很强的变异性，但机体产生的抗体都是一样的，只要它还是艾滋病病毒。我们查的是 HIV 特异性抗体，你要搞清楚。你在牛角尖里钻得越深，就越不能自拔，要学习艾滋病也是从基本学起，而不是纠缠于一些细枝末节，你要真这么喜欢艾滋病专业，硕士毕业后可以考我们这里的博士生，我们医院研究室有的老师就是生物系毕业的，搞艾滋病研究的很多人本科是学生物学的，因为分子生物学是他们的专业。"她忙说："没有没有，我是因为害怕才学习艾滋病的，不是喜欢。"我说："是的，你要像我这样天天跟艾滋病患者在一起，或者坐在 P3 实验室，天天和 HIV 在一起，还不得吓死。"她说："你们这种献身精神太伟大了。"我说："你又错了，是因为正常接触不感染，高危情况只要注意防护，同样是安全的。你看刚才那个艾滋病患者，我给他们查体不戴手套，我在美国和英国的老师都是这样做的。"她惊恐不安地说："你看完艾滋病患者就看我们这些正常人，这样不对吧！"我说："我在门诊就这么一个诊室，性病、艾滋病、恐惧症的患者都有，就是因为这些病正常接触不传染，才没有分开来看。这没

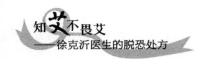
有什么伟大不伟大。"后来她再也不来了。

下面两个案例是我在好大夫在线进行咨询的录音：

（2023 年 5 月 12 日）

"喂，是徐医生吗？你看过那个图了吗，我这种情况有没有可能感染呢？"

"图看不清楚，你有高危行为吗？"

"有啊！3 天前去洗浴中心接受小姐按摩，打飞机，然后隔了两三个小时龟头就发炎、发痒，到现在十天了。"

"有无套性交吗？"

"没有。"

"没有无套性交就不会感染。"

"为什么呢？"

"性交时只要戴套就不会被感染，你为什么认为可能感染呢？你有艾滋病恐惧呀！"

"有点。"

"有多长时间了？"

"一年多吧！"

"做过咨询吗？"

"没有，就是到网上看过，越看越害怕。"

　　"恐艾是一种心理疾病，要找医生咨询，不要到网上乱看，偏见比无知离真理更远。你要克服恐艾，首先得知道艾滋病是怎么感染的呀，必须搞清楚了，你说说吧！"

　　"母婴传播，性传播，血液传播。"

　　"你这不是挺清楚的吗，你这属于什么传播呀？"

　　"性接触传播。"

　　"那性传播是怎么传播的你知道吗？"

　　"接触了就传播呗！你看我那个龟头的截图了，龟头有破损病毒不就进去了吗？"

　　"谁跟你说龟头有破损就能感染？"

　　"那性传播怎么传播的？"

　　"性传播呢，全部是插入性的性交。在女性的阴道内或者男性的直肠内，病毒是活的，离开人体病毒就死了，艾滋病病毒在体外是不会传播的。明白了吧？所有艾滋病的感染都发生在体内，不管是母婴传播还是性传播、血液传播，都发生在体内。"

　　"哦哦，那我这种情况算不算性接触呢？"

　　"你算不算性接触我不知道，就是性传播都是在体内发生的。"

　　"但是我有个情况就是，当时去按摩了之后，隔了两三个小时龟头就发痒，到现在十天了，龟头一直都有点发痒，有点灼热，那是怎么回事呢？这有可能是性病，是吧？"

　　"你打电话咨询，我只给你解决艾滋病的问题，告诉你这样不会感染，性病要去医院检查确诊，但是我判断你可能就是有点龟头损伤，过两天就好了，如果不好再去医院。"

"哦，那你临床上遇到过我这种情况没有呢？"

"遇到过太多了，我这天天咨询都是你这种情况。"

"哦，没有一个感染的，对吧？"

"是的，我们看的恐艾患者总共有几万例了，没有一个感染的，他们太紧张了，现在门诊有一万多艾滋病患者，没有一个是恐艾的。"

"就是你临床上没有遇到过像我这种情况感染的，对吧？"

"是的，简单说就是没有无套性交就不会感染艾滋病。"

"那就太好了。"

"你要是还不放心，你可以检测呀，检测确定一下有没有感染啊！"

"哦，哦，那不检测也没问题吧！"

"高危行为是你自己认为的，实际上呢，是不会感染的，但是你很害怕，怎么解决呢？一方面就是找医生咨询一下，专家会告诉你会不会感染；另一方面，因为你咨询，就是你这么一说，我这么一答，都是主观的，如果想客观地证明究竟感染没有，那就做化验。因为化验很准确，要是感染了，那肯定能检测出来，没感染，肯定检测不出来。"

"你说不会感染，那我也不测了。"

"但是，如果经过咨询你还解决不了恐惧，那你就测一下。"

"哦哦，这种情况不会影响我家属吧？"

"你如果有艾滋病，问得了艾滋病怎么办呀？孩子怎么办呀？老婆怎么办呀？这可以理解。你明明没有艾滋病，可你要想你得了艾滋病怎么办，你这不是心理有问题吗？"

"我发现我现在就是心理出现问题了。"

"你要明白，你没有艾滋病，可是有艾滋病恐惧症，你就需要治疗，慢慢地就想通了，没那么可怕。我们有成千上万的你这样的患者最后都好了。"

"那好吧！嗯，如果我再想不通呢，就去做个检测。能解决的，哦，好，再见啊！谢谢你。"

5月16日，他看了我的门诊，聊了45分钟，把该问的不该问的都问了，好像问题解决了，他还开玩笑，说这是p2p线上线下模式结合。

没想到后来他又来电话咨询。

2023年6月21日

"喂，你好，徐大夫，我想再咨询一下，就是我和朋友在酒吧喝酒，当时的环境比较昏暗，看不清楚，然后他就把他的酒倒进了我的杯子里面，他那个杯子里有那个血渍，然后我喝进去，当时我牙龈出血，也有口腔溃疡。这种会不会感染呢？"

"不会啊。"

"那如果他酒里面有他的血液呢？然后他倒给我，我喝了，然后这样也不会感染吗？"

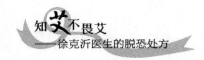

“也不会啊！”

“如果血液有点多呢？”

“血液多不多，它不是感染途径啊！那你这属于哪种传播呀？”

“血液传播。”

“那血液传播是怎么传播的呀？”

“就是艾滋病患者的血液，通过伤口进入我的体内呗！”

“血液传播也不是说你看一眼你就传染了、喝个酒你就传染了啊！从1981年发现艾滋病到现在40多年了，所有的血液传播的病例，在世界卫生组织上有记载的只有三种方式：一种是输血，比如说得一个什么病，在医院需要输血，把艾滋病患者的血输进去了，200毫升血含有大量活的游离病毒和感染了病毒的CD4淋巴细胞，这个危险度是96%，你输一个艾滋病患者的血，你要是不得艾滋病那就怪了。第二种是静脉吸毒，两个人，其中一个人有艾滋病，一个人没有艾滋病，你扎完了我扎，这种感染的概率是千分之三，跟输血比起来，这个危险小多了，只有千分之三。第三种是医务人员职业暴露，听清楚了哈，是医务人员职业暴露。大部分报告的是护士抽了患者的血，不小心扎到自己手上了，或者针掉到脚上了，扎到脚，这样传染的，其他的方式没有。”

“啊？那像我这个是间接的吗？”

“我说话你没听清楚啊？这么多年只有这三种方式，其他方式都是不会感染的。不会感染的情况有千万种，这个恐艾的人呢，就是把这种不感染的方式当成感染的方式了，就恐艾了，明白吧！"

"血液传染的途径，就只有你说的那几种，其他的血液都不会传染，我这种也不会感染的，对吧？就算酒里面有血，我喝进去了也不会感染。"

"对啊。恐艾是心理问题，思维问题，强迫症，看见红的东西就认为是血，而且是艾滋病患者的血，认为摸一下就会感染，惶惶不可终日，咱们国家14亿人，艾滋病患者充其量100万人，哪里有那么多艾滋病患者啊！"

"嗯，然后，目前成人能够感染到艾滋病的就是输血和无套的性交，对吧？"

"对呀！"

"啊，比如说艾滋病患者的血，它在水里面的话，它能够存活多久呢？"

"存活不了，到水中，马上就死了。"

"马上？马上就死了吗？哦，然后，就是说，除了你说的几种血液传播途径，都不会感染艾滋病，可以这样理解对吧？"

"对。"

"那我明白了，我就一直恐，很痛苦。恐艾的人都是各种不同的恐啊，到最后没辙了，到医院去检测，在医院又说护士没洗手啊、扎了针没套上啊，就一直恐。比如说，我上次那件事情咨询过后，我就不恐了，又遇到了这件事情，我又恐起来了。"

"所以呢，自己要去积极地克服，最好的办法就是找医生咨询。比如说今天你觉得喝了酒了，酒里边儿可能有血，我跟你说了，你清楚了。下一回呢？你上公共汽车，用手扶把手了，上边有血，你又恐了，你就再找人咨询，有那么三次五次，慢慢自己就明白了。最简单的就是，你只要记住我跟你说的，这是世界卫生组织统计的，只有这三种感染途径，其他的都不感染，采取排除法，就能克服恐艾了。"

"还有，就是像我这种行为也不用去检测或者是干什么的吗？"

"对。"

"哦，嗯，感染的这些人当中是没有除了这些感染途径以外的途径了，对吧？哦，我知道了，就是你说的途径，其他的途径都不会感染。之前我也咨询过其他医生，然后呢，回答都是模棱两可那种感觉，然后还是恐，说出来还是恐。如果和艾滋病患者有血交换呢，其他医生说也有感染的风险啊。然后有些医生回答，也没有明确的说法，这个到底传染还是不传染，你们不能有一个标准答案吗？"

"说实在的，医生对艾滋病也没有认识清楚，艾滋病发现30年了，疫苗还没出来呢！不同医生有不同的说法可以理解，你要找一个信得过的医生去咨询。我只是根据我个人的经验回答你，没有什么标准答案。"

"像我这种恐艾的人特别多，就是所有恐艾的患者，你咨询过那么多，嗯，没有一个感染的，对吧？"

"对啊！所有恐艾的患者，成千上万，没有一个感染的。"

"嗯，好的，好的，明白了，谢谢，嗯，再见，谢谢。"

病例11

（2023 年 07 月 21 日）

"喂，教授你好，有些专业性的问题，我想咨询你，因为我本来也恐艾嘛，但是我也没有实际行为，就想问一下，呃，打个比方，指交会不会感染啊？"

"你说什么？"

"我说指交，就是手指和阴道嘛。如果说手指上有血液，这样会感染吗？"

"哦，我还真没听说过指交，反正是除了阴茎插入性性交其他乱七八糟的都不感染。"

"我没有干乱七八糟的事，只有指交。那么手指上有血，有破皮的，是不是会感染？"

"你手有破皮你摸哪它也不会感染，它怎么感染啊？"

"呃，是这样子，我的手如果说出血了，伸到女方的阴道里面，那不是也是体内了吗？那跟性交不是一样的方法吗？那么

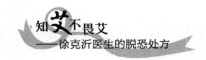

指交为什么不会感染，我就不懂嘛。"

"哦，那你也不用懂啊，你懂它干吗？你就问一下专家，知道不会感染就得了。你以前咨询过吗？"

"咨询过呀！我以前咨询过，听了你的话以后，我现在好了很多，不怕了，因为我在看文章的时候看到了这个事情，就又来咨询你了。"

"对呀！你要是咨询过，我应该告诉过你呀，克服恐艾就采取排除法，就把艾滋病是怎么感染的记住就行了，除了那几种，其他都不会感染，对不对啊？你非要纠结这不会感染的行为，你问我，我也不一定都能回答你，对不对啊？"

"好，那么徐教授，呃，就是手出血了啊，女人的阴道是不会感染的，是不是这回事情啊？"

"你如果有艾滋病，你手指头流血，血流出来以后病毒就死了，没有活病毒。你抠哪都不会感染。"

"我没有艾滋病，要是那个女的有艾滋病，那么阴道里的分泌液是不是会进入手指里面？"

"怎么进去呀？"

"这方面我不懂啊，我想问你一下。"

"你这问题我不想回答，但可以肯定地告诉你艾滋病不会通过手指头传染。"

"啊，好的，我这个人有时候喜欢研究，看到了就来问你了。"

"你是钻牛角尖，你什么研究啊，你钻牛角尖钻出恐艾来了，这东西对你不好啊！”

“啊，我知道对我不好。”

“你什么职业啊？”

“搞企业的，我是研究配件产品的。”

“哦，你好好研究配件产品，不要把精力放到艾滋病上，这个艾滋病是我们的事儿，有问题打电话问我们就好了，别自己老瞎琢磨，耽误工夫。”

“啊，那这个结论就是不会感染，是吧？”

“对呀，从发现艾滋病到现在40多年了，这个真正感染的呢，只有三个途径，性传播呢，都是阴茎插入性性交引起的，都是生殖器之间接触引起的，没有说拿手摸了感染的，从来没有过。你们非要解释不可，那就各种解释都有，医学是个实践科学，不是先问为什么，而是先问是什么，阿司匹林可以退烧，到现在为止100多年了，退烧原理还搞不清楚呢，怎么吃了就退烧了呢，但是不妨碍你用阿司匹林啊。”

“啊，那么，徐教授，就是手指上破皮，不会感染，是这么回事吧？”

“是啊，除了插入性性交，其他情况都不会感染的。有时候我们辅导同性恋预防性传播就是告诉他们，只要不是肛交，其他任何方式都可以采用，都不会传染艾滋病。”

“啊，好，就记住结论就可以了！谢谢你啊！教授，再见。”

"你有问题再问，就具体问题问，多问几次就好了，不要自己去研究，多问两遍，你慢慢就知道了，因为所有的恐艾患者，他自己认为的高危行为在几年以内都有几十种，经过一段时间以后，他自己就明白了，你说这着急了半天，最后没感染，要自己教育自己。"

"啊，那么戴套的话，也不是高危，是吧？"

"还是有危险的，插入性性交是唯一可以感染的性传播方式，你戴套了危险性会小得多，但还是有危险，而其他的方式没有危险，是不感染的。"

"我还有一个问题，吃饭不感染，为什么婴儿吃奶会感染呢？"

"我拿你真没办法，母婴传播是指艾滋病的母亲直接传给婴儿，跟你有关系吗？"

"是没什么关系。我不是有强迫症吗，所有艾滋病的事都想搞明白，啊！有时候想得头疼。"

"还是那句话，不要把精力放在艾滋病上，转移一下，多想想你的专业，实在想不通就问我好了。"

"那，你能告诉我为什么吃母乳可以传染吗？"

"你真问着了，我真不知道。这个问题我也有，我曾经查阅过文献，有大量流行病学资料证明这种传播方式肯定存在，但没有发现有这方面的深入研究，因为进行人体研究是非常困难的。我跟你说过艾滋病有很多问题我们这些专家都没搞清楚，你这种业余的想搞清楚不是太难了吗？你对我的回答满意吗？"

"满意，满意。谢谢你啊！教授，以后有问题再请教。"

"好，再见。"

二、网络咨询问题汇总

1. HIV 窗口期是什么意思？

HIV 窗口期是指人体已经感染了艾滋病病毒，但还检验不出抗体的这段时间。与其他病毒性疾病，如乙肝、乙脑、流感一样，人体感染艾滋病病毒后一个月，血液中出现 HIV 抗体。1 个月后，95% 以上的人可检验出 HIV 抗体。个别人抗体出现时间较晚。但二代以后的基因工程诊断试剂，最长检出时间不超过 3 个月。第一代诊断试剂是从血液中直接提取抗原，敏感性较差，可能有半年以后才查出来的。

2. 艾滋病传播途径有哪些？

艾滋病病毒传播途径主要为：性传播、血液传播及母婴传播。这些都是在人体内发生的。HIV 一旦离开人体便会很快死亡。在日常生活中一般不会感染 HIV。如一起工作、共同进食、共用厕所、握手、拥抱、礼节性接吻、在公共泳池游泳、打喷嚏、咳嗽等均不会传染艾滋病病毒。

3. 为什么艾滋病病毒日常生活不传播，体外不传播？

因为从理论上讲艾滋病病毒离开人体就立即失活了，实际上这种感染从来没有发生过，没有正式的报告。

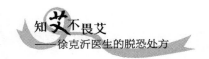
4. HIV 急性期症状是什么，为什么不能凭症状诊断艾滋病？

艾滋病感染者只有大约 50% 的人有急性期症状，另一半没有症状。常见症状为发烧、皮疹、咽痛、淋巴结肿大、腹泻、又称流感样综合征，症状缺乏特异性。基于以上两点，症状不能作为诊断依据。

5. 艾滋病病毒离开人体为什么立刻失活？

艾滋病病毒是一种很脆弱的病毒，是细胞内寄生的，自己不能独立存活，在血液中游离的病毒必须迅速吸附到 CD4 细胞上，进入细胞才能复制，一旦离开那个环境，病毒暴露在空气中立刻死亡，CD4 细胞也失去活性，所以说血液暴露在空气以后艾滋病病毒就立刻失去传染性了。

6. 针刺伤和职业暴露有什么不同？

职业暴露是护士抽了艾滋病患者的血不小心扎到自己血管上，血液是新鲜的。而社会上发生的扎针事件是艾滋病患者抽了自己的血然后出去作案，血液不新鲜，病毒已经失活了。社会上发生过多起扎针事件，没有一个感染的。至于针灸、文身，用的是实心针，是根本不会通过这种途径感染的。

7. 宣传材料说第四代抗原检测方法，窗口期缩短到两周对吗？

对，对于感染者来说可以早发现，尤其对献血员筛查，很有意义。但对排除艾滋病没有意义，因为它的敏感性只有 50%，而抗体检测的敏感性几乎是 100%。

8. 抗体检测是否受环境影响?

不受影响。我们很多患者抗病毒治疗,病毒在血液中不存在了,抗体滴度还是很高的。

9. 预防性传播的"ABC"原则是怎么回事?

联合国对预防性病,提出了"ABC"原则。A 代表 Abstinence,意为"禁欲",要完全禁止可能有些难,那就退一步,做到"节制",尤其是青少年,一定要避免过早发生性行为。B 是 Be faithful,意思是"忠诚",换成现代语言就是要做到一夫一妻制或是有固定的性伴侣,不要和陌生人发生性关系,就是一对一的,通俗说就是不要多性伴。因为你和一个你了解、知道的人有性关系,起码你知道他是没有性病或者是没有艾滋病的,你跟不了解的人发生性关系,尤其是商业性服务的人,他们性病、艾滋病的感染率比一般人高得多。C 就是 Condom,即安全套,这是最后一步。安全套对于防治性病和艾滋病,是一个非常有效的方法,如果正确使用,有效率几乎是100%。

10. 为什么蚊子叮咬不传播艾滋病?

传染病分类有一种是虫媒传染病,像疟疾、乙脑、黄热病、登革热,病毒在昆虫体内存活、繁殖,昆虫叮咬人体时,会将病毒注入人体。这些病都不是通过把感染者的血直接注入被感染的人传播的。艾滋病不是虫媒传染病,艾滋病病毒不可能在蚊虫体内繁殖,不可能通过蚊虫叮咬传播。

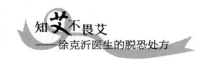
11. 宣传材料说"共用牙刷、剃须刀会传染艾滋病病毒",到底传染不传染?

在世界卫生组织早期的宣传材料中是这么说的,这在理论上有很小的可能性,但经过长期观察和相关研究证明,这些途径不会引起传播,我们对艾滋病的认识也是有一个过程的,现在世界卫生组织的宣传材料上已经去掉了这句话,而改成"日常接触不传播了"。

12. 我们一提到艾滋病这三个字,都会联想到绝症,而且是不太光彩的那种,如何正确认识艾滋病呢?

应该说人们对于一些新出现的疾病总是有一些不理解,有一些恐惧。艾滋病是从 1981 年才开始出现的,它不只是一个新发传染病,而且它代表着一类全新的传染病,就是通过血液和体液传播的传染病,跟我们以往熟悉的消化道、呼吸道传染病完全不同。按照新的传染病分类是<u>血源性感染(blood born infection,BBI)疾病</u>。

13. 艾滋病到底是由什么引起的,目前在我国发病情况如何?

艾滋病是由病毒引起的。我们国家今年报告艾滋病患者的数字是 40 万例,实际人数估计有 100 万左右。因为艾滋病的表现不够典型,再有,由于社会上广泛歧视的存在,有些人不愿意暴露自己艾滋病患者的身份,所以就造成了大量隐蔽的病例。20 世纪 90 年代初我在美国的时候,美国疾病控制与预防中心公布的数字是实际数字的 30 倍,比我国的还高。

14. HIV 和 AIDS 有什么不一样呢?

世界卫生组织对艾滋病的命名经历了三个阶段。一开始叫 AIDS（艾滋病），是获得性免疫缺陷综合征的英文缩写。所谓获得性就不是先天性，因为以前有先天性免疫缺陷综合征，小孩子生下来免疫功能不全，大概两年以内就夭折了。这个病不是先天的，是病毒感染引起的，这是病原学；病理学就是免疫缺陷；临床表现是综合征，就是说它不是一个单一表现的疾病，是很复杂的。后来改为 HIV/AIDS，这样比较全面，因为学者们发现很多患者是处于潜伏期的，没有症状。现在国际通用 HIV 取代艾滋病 AIDS，含义更广泛。如果现在你去查 WHO 的艾滋病文献，必须输入 HIV，如果输入 AIDS，会提示你没有这个内容。

15. 感染艾滋病病毒之后会有哪些具体症状呢?

艾滋病还有一点跟别的疾病不同，它是慢病毒感染，是一个长潜伏期的疾病。艾滋病分为三个阶段：急性期、潜伏期和发病期。人感染了艾滋病病毒后，前 1～3 个月属于急性期，这时候由于病毒和人体免疫系统斗争，会出现一些症状，很不典型，我们称流感样综合征，有发烧、嗓子疼，甚至出皮疹、淋巴结肿大这样一些情况。几个月以后就进入漫长的潜伏期，这个潜伏期一般在 7 年左右，但也有长达 10 年的。在这一段时间里，肌体和病毒处于一个平衡状态。潜伏期如果不治疗，进入最后的发病期，发病期比较短，平均大概 1 年零 2 个月，未经治疗百分之百死亡，所以这个病还是挺可怕的，是一种致死

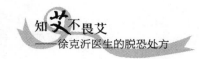

性疾病。

艾滋病病毒不是一个定位性病毒。比如，痢疾杆菌只侵犯乙状结肠，引起红血便、痢疾；脑炎病毒，通过蚊子叮咬传播，主要侵犯脑神经，主要表现为头疼、呕吐。艾滋病病毒不侵犯神经系统或者是消化系统、呼吸系统，它侵犯人的免疫系统，由于人的免疫系统被破坏以后，艾滋病患者的症状和一般人生病后的症状一样，只是比一般人重得多。所以这样很难用一句话说明艾滋病有哪些症状。

16. 窗口期是指哪个阶段？

窗口期就是急性期这个阶段，确切地说，窗口期是指从人体感染了艾滋病病毒到能够检测到抗体的这段时期。窗口期的长短跟人体的免疫状况和检测试剂的敏感性有关。艾滋病跟肝炎是一样的，窗口期都是一个月左右，一个月后，90%以上的人能查到抗体。但是有一些恐惧症的患者问一个月能够有90%以上可以产生抗体，还有不到10%的什么时候能产生呢？根据大量统计学的资料，目前常用的3代、4代诊断试剂，最长不超过三个月。

17. 感染艾滋病病毒以后多长时间会出现发病期症状呢？

答案是起码7年以后，很长时间里，病毒和肌体处于平衡状态，但这是一个弱平衡，实际上病毒一直是占上风。艾滋病病毒主要侵犯CD4细胞，即一种T淋巴细胞，基本上在这个平衡过程中，每年有50个CD4细胞要丧失。随着病情的进展，正常人本来有 500 个左右 CD4 细胞，10 年以后基本上 CD4 细胞就被艾滋病病毒消灭完了，完全没有抵抗力，必然就走向了死亡。

18. 艾滋病的传播途径到底有哪些？

大家之所以对艾滋病恐惧，还是对它的传播途径不太了解。艾滋病是一个可怕的致死性疾病，但不是烈性传染病，传染性很弱，有非常局限的传播途径。它有三个比较固定的传染方式，即性传播、母婴传播、血液传播。虽然现在没有疫苗预防艾滋病，但是针对这三个传播途径我们有非常有效的预防方法。

首先说一下性传播。前面讲了世界卫生组织有一个预防性传播疾病的 ABC 原则。A（Abstinence），就是禁欲。对成年人来说这是不符合自然规律的。但是在一些特殊情况下我们必须要注意，比如青少年，我们现在进入了一个文明开放的社会，在中学阶段就有性知识的教育。但是不要忘了在进行性知识教育的时候，同时要对青少年进行禁欲的教育，他们还没有性成熟，过早性活动，可能会引起性病泛滥。再有，一些患有梅毒、淋病这些溃疡性性病的人，他的传染性和接受传染的能力都比正常人大十倍。或者是女同志在月经期的时候被感染概率大大提高，这时候最好不要有性活动。B（Be faithful），就是忠诚。就是一对一的，性爱是要有感情基础的，要先有爱，再有性，不要多性伴。C（Condom），就是避孕套。安全套用好了，对于预防性病百分之百有效，这个效果是非常好的。泰国曾经实行过一个百分之

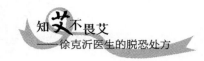

百的避孕套计划，因为泰国这个国家跟我国不太一样，他们在开放旅游事业的时候，有一个性旅游，作为一个性工业。所以，在泰国，妓女、卖淫造成了性病、艾滋病的泛滥。当时世界卫生组织澳大利亚的专家就给他们提出来一个百分之百避孕套计划，所有进行商业性服务的人一定要使用避孕套，如果不使用要重罚，实行了三年以后，艾滋病、性病发病率降低了90%，这是一个非常好的例证。

血液传播主要是吸毒传播，随着我们国家改革开放，有一些新的生活方式不可避免地进来了，我们国家每年吸毒的人群是按10%的基数增长的，这个远比艾滋病的人数要多得多。作为一个艾滋病专家，我们没有能力禁止毒品使用，但是我们有足够的能力来使这些人群不发生艾滋病。这种传播方式主要是因为共用注射器，其中一个人有艾滋病，大家都会被传染。一个人用一个注射器就可以避免这种方式的艾滋病传播，这是很简单的。至于职业献血员的血液污染，我们国家已经通过停止商业献血控制了。

母婴传播不是说母亲有问题孩子都有问题，母婴传播的概率是25%。这25%的传播概率，主要是在分娩过程中经产道传播的。所以基于这个问题是有方法可预防的，首先是母亲服用抗病毒药进行阻断，再有就是做剖宫产，不让婴儿经过产道。产后不进行母乳喂养，给新生儿喝牛奶。采取综合防治方法后，新生儿只有不到2%的感染概率，也就是说98%以上的孩子可以是健康的。我们地坛医院做了上万例艾梅乙母婴阻断，几乎全部是成功的。

我还要强调，世界卫生组织报告了6000多万例艾滋病，除了这三种传播方式以外，我们没有发现其他的传播方式。

19. 为什么同性性行为感染率要高很多呢？

这要给大家讲一下性传播是怎么传播的。通常我们说是两性之间的传播。比如，男性有艾滋病，在性交过程中，他的精液里面含有大量的病毒，射精以后存在女性的阴道里面，艾滋病病毒通过阴道黏膜进入女性身体内部进行传播。为什么说男性传播女性的概率是非常大的？因为病毒是在女性身体里存在的。如果女性有艾滋病，她的阴道分泌物里也有一定的艾滋病病毒，性交结束以后病毒不会在男性阴茎上长期存在。同性传播，就是男男同性恋，为什么我们说同性恋传播从来不提女性同性恋，因为女性同性恋没有实际的插入性性交，是不会传染性病的，而男性有一个肛交的过程。肛门的黏膜比生殖道黏膜脆弱得多，几乎每次都会发生出血，而血液含病毒量是很大的，同性恋传播的概率是3%，比两性之间的传染性高出几倍。除此以外，其他的性接触，如接吻、触摸这些方式，应该说都是不会传染的。

20. 如果我们不幸感染了艾滋病病毒，是否一定会成为艾滋发病期的患者呢？

基本上是这样的。我们通常说的是典型病例，就是感染以

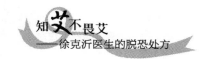

后有 7 年的潜伏期，也不是马上进入艾滋病期。有一种病人是急性进展型的，就是从他感染艾滋病病毒以后出现急性期症状就不再停止，症状不断地加重，一般在两年以内死亡。还有一种是长期存活者，美国 1981 年发现的艾滋病患者里面就有这样的人，到现在 40 年了一直没有经过治疗，他的 CD4 细胞都是正常的。

21. 我是一名艾滋病病毒感染者，感染两年多开始服药，现在 CD4 细胞数值为 500 个 /mm³，淋巴一直肿大，有什么办法吗？

CD4 细胞数值降到 350 个 /mm³ 以下就开始治疗，350 个 /mm³ 以上不用治疗，因为目前还不能治愈，不过是让你永远保持在一个带毒状态。（现在主张尽早治疗）

22. 我在艾滋病检测前因为咽炎去医院，医生给我开了一盒阿莫西林胶囊，请问吃这个药对艾滋病的检测会有影响吗？

不会有影响。

23. 请问在无保护性行为当中如果一方为感染者，另一方受感染概率如何？

女性传给男性的概率是千分之一，男性传给女性的概率是千分之二，男男同性恋的感染概率是千分之三。

24. 患有艾滋病的男性和正常的女性能怀上正常的孩子吗？

可以的，我们有两个患者是兄弟两个，因为血友病输了美国的第八因子感染了艾滋病，他们结婚以后想要孩子，想去外国洗精。我说洗精可以防止传播艾滋病不假，我可以帮他们联系英国切尔西医院，但是必须做试管婴儿，成功率只有三分之一。我劝他们还是在国内进行抗病毒治疗，让血液中病毒载量变成零，精液中也基本上没有病毒了，就可以怀孕了。女方怀孕后持续做病毒监测，一旦有问题立刻进行治疗，基本上可以有一个健康的孩子。他们按照这个方法做了，后来生的孩子都没有艾滋病。像这种情况我们已经做了6例，都是成功的。

25. 我在上半年和艾滋病病毒感染者发生过高危性行为，我在事后6周、8周、12周做过检查，均为阴性，请问还会不会有问题？

没有问题，艾滋病的抗体出现有一个窗口期，现在一般是3个月，世界卫生组织要求至少两次阴性结果，你已经做了三次了，都是阴性，而且早就过了三个月了，所以应该没有问题，可以放心。

26. 艾滋病患者用过的筷子，如果他口腔破损，有血液残留在筷子上，而筷子没有消毒，被别人用了，而那个人正好口腔有破损，会传染吗？

这种从理论上来讲，他血液是可以传染的，但实际上是从来没有过。比如，我们说职业暴露，就是医务人员、护士给患者打针的时候扎了手有感染的可能性，但是全世界报道没有一个外科医生被感染了。南非有一个医生给一个外伤患者做手术，刀子不小心把手套扎破了，患者的骨头扎到医生手上，也没有被感染。所以一般的职业暴露这种感染，都是中空注射器注射进去才感染的，所以这种感染在理论上有可能，实际上没有发生过。

27. 请问接触艾滋病患者的血液，自己没有新切伤口会感染吗？艾滋病病毒在外界多长时间会失去传染力？

艾滋病病毒离开人体马上就失去了传染力。

艾滋病病毒不像细菌，可以独立存活。病毒是细胞内寄生的，自己不能独立存活，必须马上进入细胞才能活，而且活力比较强的话才有感染性，病毒离开机体以后离开那个环境就不能存活了。血液传播、性传播、母婴传播，都是在体内的环境里面传播的，一旦离开人体以后就传播不了了。

28. 如果不幸染上 HIV，提早治疗大概可以生存多久？

最新一期的世界卫生组织的指导方案里面已经说了，艾滋病患者经过常规的抗病毒治疗，可以达到正常的生命预期值，说通俗点就是跟正常人活得一样长。

29. 怎么样确定一个人是否感染了艾滋病病毒？

目前唯一的也是最可靠的方法，就是查抗体。因为艾滋病本身的症状不典型，你不可能通过症状来确定，也不容易通过病史、接触史确定，这些都是患者的隐私，他一般不愿意说。艾滋病抗体检测是非常准确的，而且不管你吃了什么药，或者身体好、身体坏，甚至于吃了抗病毒药，血液里面病毒都没有了，抗体还是很高的，基本上不受影响。而且抗体滴度高是免疫缺陷的结果，HIV 感染后机体产生了大量无效抗体，不像

HBV 感染一旦出现了乙型肝炎表面抗体，病就快好了。

30. 做抗体检测之前也不用考虑注意事项，随时去就可以吗？

对，吃饭不吃饭都没有关系。

31. 如果检查的话，应该去什么机构、医院呢？

传染病医院，各地都有；另外就是防疫站。

32. 检测血液的 HIV 抗原和 HIV 抗体，对监测艾滋病的病程有帮助吗？

艾滋病筛查的话是查抗体，是用于诊断。病毒抗原检测主要用于艾滋病治疗监测，而不是诊断。

33. 为什么做快速 HIV 检查？

快速检查虽然准确性低一点，但条件也要求得低一点，更便于检查。

34. 艾滋病检测机构会对检测者的身份保密吗？

按照规定来说应该是保密的。

35. 无偿献血、人工授精，还有器官移植，会传染艾滋病病毒吗？

器官移植是一个非常高危的传播方式，跟血液一样是危险度非常高的。人工授精，如果采取精液一方是 HIV 阳性的话，也是有危险的。

36. 洗精是怎么回事？

就是用一种技术把艾滋病男性的精液清洗一下，把艾滋病病毒清洗掉，然后进行受精，作为一种阻断父婴传播的方式，是非常有效的。

37. 无偿献血有可能传染到艾滋病吗？

不会。因为在献血的时候，采血用的采集器是没有人用过的，这是绝对保证的。采集完了以后，不会因为采集血的过程中，塑料袋或者是从针头上感染艾滋病病毒，这是不可能的。在我们国家，艾滋病人群里面有很大一部分是职业献血员，他们的传播跟我们正常意义上的无偿献血不是一回事，他们是商业单采浆，就是把献血员的血浆采出来，血球回输给本人。有一段时期因商业利益的驱动，有一些地下血站，把血球混合在一起，再分别还输给献血员。这里边如果有艾滋病患者，或者是丙型肝炎的人，很快就会被传染了，他们这是犯罪，跟正常献血不是一回事。

38. 我化验血糖值为 7.0mmol/L，总胆固醇值为 6.1mmol/L，白细胞值为（7.6）X10^9/L，血小板数为 144X10^9/L，HIV 阴性，乙肝抗体阳性，前些日子不停打哈欠，全身关节游走疼痛，深困。之后血检，血糖值为 5.6mmol/L，白细胞为 4.1X10^9/L，淋巴细胞百分比 35.9%，血小板数为 207X10^9/L，HIV 还是阴性，类风湿因子阴性，现在还是浑身关节游走疼痛，舌尖有出血点，腋窝隐痛，这些是艾滋病症状吗？我很恐惧。

这是明显的恐惧症，把很多跟艾滋病不相关的事情放在一块，听起来很复杂，但是回答起来很简单。因为艾滋病诊断只跟抗体检测有关，跟胆固醇、转氨酶、红细胞都没有关系，只要你HIV是阴性的，你出现再多的症状，都跟艾滋病没有关系。

39. 我昨天去发廊剪发时，耳背被电剪刀刮破了，用手捏有一点血流出，理发师每天用这把电剪刀帮那么多人剪头发，不知道之前是否也有剪破过，我是否会感染艾滋病病毒？我很害怕。

我们有些资料上讲共用剃刀可能会被感染，从理论上讲这种感染的可能性不管多小是存在的，但是实际上从来没有发生过，如果实在害怕那你就查一个抗体好了。

40. 我嘴唇上有一处严重的口腔溃疡，且有出血，去影楼拍照时化妆，因为化妆品都是共用的，万一之前哪个人有HIV，这样我被感染的概率是多少？

这样是不会被感染的。

41. 我两年多前有过高危性行为，然后尿道不舒服，坐着时会阴会痛，医生说是前列腺炎，而且检查支原体为阴性，检查过两次HIV均为阴性，但是近来我小孩总是出很多汗，晚上睡觉也是，背上很多水疱而且痒，这个是艾滋病吗？

不管你讲得多么复杂，最后就一句话，只要抗体阴性就不是艾滋病。

42. 艾滋病目前仍然是无法治愈的，治疗方面有哪些方法呢？

从1981年发现艾滋病到现在已经过了40年了，全社会对

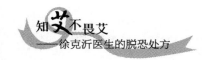
于艾滋病的研究投入了大量的经费，在美国，据说艾滋病的研究经费仅次于 NASA，所有研究结果显示，真正有效的治疗方法是抗病毒治疗，就是目前俗称的鸡尾酒疗法。抗病毒药物的发现，不光是对于艾滋病，在整个传染病防治方面都是很大的突破，因为我们知道很多抗生素，但是没有一种抗毒素，对于大量的病毒感染并没有治疗办法，只有在艾滋病研究上才有了突破。抗艾滋病的药物应该说是非常有效的，服用药物一个月，血液里面的病毒量就下降 10 倍，服用 3 个月，90% 以上的患者就查不到病毒了，所以说这种方法是非常有效的。吃上药以后患者就可以不再发展为艾滋病，或者已经发展成艾滋病，可以把他拖回到健康的带毒状态。这些患者为什么不能治愈呢？因为抗病毒药杀不死在淋巴结里面隐藏的病毒，一旦停药，这些病毒又出来了，所以说艾滋病抗病毒药物是一个非常大的突破，是一个非常好的方法，但是它也并不完美，需要吃一辈子，停药以后病毒又会出来。

43. 什么是鸡尾酒疗法？

鸡尾酒就是把各种酒混合以后，最后出来红的、绿的颜色。治疗艾滋病是把三种药一块吃，所以叫做鸡尾酒疗法。现在已经不用这个名字了，叫做联合治疗，联合用药，一般是三种药联合。

44. 联合用药是不是对每一个患者都适用，有没有一些禁忌，或者哪种人不适用呢？

每种药物都有不良反应，只是轻重程度不一样，大部分人对于药物是可以耐受的，但是少部分人不能耐受，甚至有些不良反应是致死性的，所以这要根据不同的人进行调整用药。

45. 抗艾滋病的药贵吗？是不是每个患者都消费得起？

这种药刚开始比较贵，一个月要一千多美元，将近一万多元人民币。现在治疗的药物大概是480元一个月，而且我们国家艾滋病的治疗是全免费的。

46. 我觉得我们年复一年地宣传，每年都有艾滋病日，但是恐惧和歧视没有减少。

主要是大家不了解这个病，无知产生恐惧，恐惧造成歧视。我记得我们在收治第一例艾滋病患者的时候，她出院以后，我们把她的被褥全烧了，我们也很害怕，后来了解了，就不那么害怕了。所以还得加大宣传力度。

47. 在国外，比如说在欧美国家，人们的恐惧心理是不是很小，对艾滋病患者的歧视也非常小？

对。我以前是国家卫生部艾滋病专家组的成员，同时也是美国性病艾滋病协会、英国艾滋病协会、澳大利亚艾滋病协会的会员，我有很多机会和国外的专家进行交流。我问他们国家有艾滋病恐惧症吗？他们说好像有，但是没有那么严重，更没有因为害怕艾滋病自杀的。他们叫它 worry well（就是明明没什么事，却整天担惊受怕）。他们认为可能还是跟咱们国家的道德观念有关系，一旦传播上了会在社会层面遭到一些责备。

我们有个患者，一个男孩子，23岁，大学毕业，毕业以后

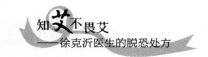

他带着客户去洗澡，可能有过一些性接触，但是绝对不是一个插入性的性交，他非常害怕，到我们医院看病，说他感染艾滋病了，我告诉他别害怕，这种情况感染概率是很小的，查一个血抗体就明白了。那时候要三天才出结果，他回家了，三天以后他哥哥给我打电话，说他弟弟跳楼死了，留下一个字条，说他干了见不得人的事情，得了见不得人的病，后来我让检验科反复查，结果都是阴性的。

为什么会产生这种现象，一是出于对艾滋病的恐惧，第二是出于对社会上艾滋病患者的歧视和羞耻压力。即使艾滋病是一个可以致死的病，也不至于先跳楼自杀吧！这里有比死亡更可怕的东西，就是一旦艾滋病被暴露以后，在道德上受到谴责，这是他们所害怕的。我们国家的性道德对于性病防治是一把双刃剑，因为传统的性道德是一个非常有利的阻碍性传播的屏障。泰国的朋友说，你们不会艾滋病大流行，因为你们有传统的性屏障。但是另一方面封建双规的、上下不同、男女有别的所谓性道德，造成了普遍的歧视，对艾滋病的防治是非常不利的。

48.之前有不少因艾滋病自杀的患者，作为医护工作者会对艾滋病患者做全面的心理疏导吗？

我们写过一篇文章有 22 例因艾滋病自杀的，其中 21 例是患艾滋病的，只有一例是因为恐惧症。

第一种自杀原因是太痛苦。因为当时艾滋病没有办法治疗，痛苦难耐。一个很典型的例子就是河南的一个患者，他得了面部疱疹，发烧嘴起疱了，但是艾滋病患者抵抗力低，他得了疱疹以后会面部溃烂，有时候夏天会化脓，所以很多人说艾滋病会烂脸就是因为这个。这种疱疹特别疼，他白天晚上疼得叫喊，村里人都听到了，实在痛苦，后来他服毒死了。他爱人也有艾滋病，心想着早晚一死，丈夫走了我也死了算了，于是上吊死了，留下两个孩子，一男一女，非常可怜。

还有一类是由于社会压力。有一个男孩子在外企工作，感染艾滋病病毒以后就不再工作了，我们劝他说：你总要生活，要有收入。他就开了一个花店自己卖花，经营得挺好的。他父母早就没有了，姐姐一手把他养大，等于两个人相依为命。姐姐找了一个男朋友，男朋友说如果她再跟艾滋病弟弟不明不白的话咱俩就算了，他为了成全姐姐就自杀了。

艾滋病不能治疗的时候对于患者来说是很凄惨的，对于医生来说也是很无奈的。有了抗病毒药以后再也没有患者自杀了，但是急性感染的、第一次知道感染自杀的概率还是有的。很多患者知道感染之后自杀的，我们统计过大概有60%，这种情况要注意心理疏导，必须及时进行心理危机干预。

49. 我们这个社会如何去包容、如何去接受艾滋病？

到现在已经有 20 多个艾滋病宣传口号了，我最喜欢的有两个。一个是"活在一个有艾滋病的世界里"，我觉得这个提法非常客观、平和、科学。第二个是"相互关爱，共享生命"，这个口号用了三年时间，温总理到我们医院也提到这个词。但是它的原文是"Live and let live"。这句话是来自英国的谚语，在中国香港、中国台湾地区翻译成"你活也让别人活"。在我们这样一个多元文化的社会，你自己可以是洁身自好、很高尚、高洁的人，这个要求自己是可以的，但是你不能说不像你这样的人就得死。比如，同性恋，就是到现在，在印度的有些地方同性恋的人还是要被烧死的。天主教对于同性恋是拒绝的，早年也有被烧死的。在道德上我不好评论，但是"你活也让别人活"这个提法是对的，只要不损害社会，两个男的愿意恋就让他恋吧！我觉得这样的态度比较好。我们应该把艾滋病作为一个可治疗的慢性疾病来看待，而且不是烈性传染病。

三、心理支持

人类历史上没有任何一种疾病像艾滋病这样给人们造成如此严重的心理压力，人群对艾滋病的恐惧普遍存在，有的人过度恐惧并成为一种病态——艾滋病恐惧症，这是一种心理精神疾病，多伴有抑郁、焦虑、强迫、多疑，属病症范畴，需要进行治疗。

2002年我们对艾滋病咨询门诊就诊的艾滋病疑病症进行了总结，文章在专业杂志发表。2002年，我院艾滋病门诊咨询的艾滋病疑病症224例，男性200例，女性24例。年龄在19至50岁。已婚疑病症患者148人，未婚76人。大学专科以上文化水平140人，占总人数的62%。这些患者在发生高危行为后，伴有或不伴有某些相关症状，深信自己患有艾滋病。同时疑病症患者具有疑病人格，属于心理障碍。每次看医生，在阴性的检查结果和医生的细致解释后，对于自己未患艾滋病的事实大多能够接受，心理负担得到暂时的解脱。但没过多久，又有疑虑产生，又去医院要求检查，要求医生诊断治疗。反反复复，每一次通过看医生，得到短时间的心理解脱。但总是无法摆脱对疾病的恐惧。严重的疑病症患者有自杀倾向。

1. 艾滋病恐惧症的主要临床表现

（1）对 HIV 过度恐惧，即使医生告诉他被感染的危险很低，也仍然恐惧，难以接受这种危险。

（2）害怕 HIV 感染，即使 3 个月后抗体检查结果呈阴性，也很难接受。一遍又一遍地检查，对于医生说没有必要反复做的检查，如 PCR 实验、病毒载量、CD4 计数、HIV-2 等，仍然坚持要做。

（3）害怕 HIV，以至于干扰到最基本的正常生活，如工作、学习、家庭生活和亲属关系。

（4）反复打艾滋病咨询热线，问同样的问题。

（5）总害怕被感染，花费很多时间上网或查阅书籍。

（6）遇到与艾滋病有关的问题，表现得偏执或强迫。

（7）确信身体上的每一个变化或不适都是 HIV 引起的。

（8）否认自己精神上存在问题，且依从性差。

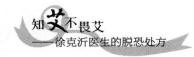

2. 情绪的改变

这些人变得焦虑，吃不好，睡不好，手脚发凉，出虚汗；心想是不是出现症状了？更加恐惧不敢见人，怕被人看出来；有的人终日只想这一个问题，不能进行别的活动；还有的人表现出消沉，闷闷不乐，郁郁寡欢，对所有的事都不感兴趣，出现抑郁。

3. 心理诊断

（1）有艾滋病感染的诱因或有高危行为史。

（2）1～3个月后抗体检测呈阴性。

（3）符合疑病症的诊断标准。

4. 鉴别诊断

与脑器质性、中毒性、功能性精神病以及抑郁性精神症相鉴别。

5. 处理方法

以心理咨询、心理治疗为主，结合药物等综合措施。采用支持疗法帮助患者改变随便投医问病的习惯，帮助患者培养兴趣爱好，改变不良生活习惯，切断"身心交叉感染"，认知疗法和森田疗法有效。

（1）认知疗法：是20世纪60年代至70年代在美国发展起来的一种心理治疗理论和技术。认知疗法强调任何情绪和行为都有认知因素的参与，认为人类一切有目的的行为和一般的情绪都由认知发动和维持。认知上的歪曲与局限则导致情绪的紊乱和行为的适应不良。因此，认知疗法的关键在于纠正错误的认知过程和因此而形成的错误观念。

认知疗法围绕两个方面进行：第一，识别和改变负性自动想法，打破负性认知和情绪障碍间的恶性循环，促进情绪和行为的改善；第二，进一步识别和改变患者潜在的功能失调性假设，从而减少情绪障碍复发的危险。

（2）森田疗法：是由日本慈惠医科大学的森田正马教授于1920年倡导，而后由其弟子高良武久教授继承并发展的一种治疗神经症的方法。森田认为，神经症发生的基础是一种表现为内向性的、强烈的自我意识，过度地追求尽善尽美及过分渴望生活完美的神经质，这种神经质被称为森田神经质。这类人对自己的身心活动状态非常敏感，他们过分注意自己的身心健康，一旦遇上生活环境的改变或精神创伤，就会产生自卑感，而这种自卑感便会使他们集中注意自身的焦虑，并竭力去回避它。但是他们越是注意自身的焦虑，就变得越敏感，越感到焦虑，从而形成恶性循环。森田将这种现象称为精神交互作用，即指对某一种感觉如果注意集中，则会使该感觉处于一种过敏状态，这种感觉的敏锐性又会使注意力越发集中，并使注意力固定在这种感觉上，这种感觉和注意力相结合的交互作用，就越发增大其感觉。

根据神经质的发病机理，森田提出了针对性的治疗原理："顺其自然"，森田认为，要达到治疗目的，单靠改变认知是不起作用的，正如思想上认识到没有鬼，但夜间走过坟地照样会感到恐惧一样；同样，面对心身症状，单靠意识努力地消除也是没有效果的，并且会通过精神交互作用使症状倾向于巩固，而听其自然，不予理睬，反而会使症状逐渐消退。

（3）药物辅助治疗

缓解焦虑抑郁情绪，焦虑明显者可给予罗拉 3mg/ 日或艾司唑仑 1mg/ 日；抑郁明显者可给予怡诺思 75mg/ 日或百忧解 20 ～ 60mg/ 日。

认识艾滋病，克服恐艾

人们对艾滋病的认识是有一个过程的，包括我们这些艾滋病专业工作者。

一、我对艾滋病的认识

我在 20 世纪 70 年代进入传染病专业。了解到传染病的防治主要有三个环节。第一，控制传染源，如果人是主要传染源，首先要把患者治好。第二，切断传播途径，呼吸道传染病就戴口罩，消化道传染病是饭前便后要洗手。第三，保护易感人群，就是普遍接种疫苗。那时候对艾滋病一无所知，但是控制好这三个环节却是包括艾滋病在内的所有传染病防治的基本原则。

我从 20 世纪 80 年代开始接触 HIV 患者。记得我们地坛医院收治的第一例患者是一个在非洲肯尼亚大使馆工作的女孩，体检查出艾滋病后，让她离职，她想不通，跳楼自杀，摔断了腿，在地坛抢救了几天后还是去世了，患者死后，大家感到十分恐惧，我们对病房进行了终末消毒，把她用过的衣服被褥都焚烧了。

1989 年，国家送我去澳大利亚参加了世界卫生组织举办的艾滋病培训班，地点是墨尔本的 Fairfield 医院，那里收治数百名艾滋病患者。带教老师 Dr. Julian Gold 是世界卫生组织血源性感染中心的主任，他带领我们查房、看患者，给患者查体从来不戴手套。每天上午 10 点钟和所有英联邦国家一样，医院会有丰富的早茶，护士长推来一辆大车，上面装着各种饮料和点心，医生停下手头的工作，患者也从病房走出来和医生护士一起端着咖啡杯，边吃边聊。我简直惊呆了。问 Julian，难道他们不怕传染艾滋病。他告诉我和艾滋病患者一起吃东西不会传染。听了他的讲课我才知道，艾滋病和乙型肝炎、丙型肝炎一样都是血源性感染，日常接触不传染。乙肝病毒是 1964 年在澳大利亚发现的，当时有学者在乙型肝炎患者血液中发现了一种病原，实际上是肝炎病毒，叫澳大利亚抗原，简称澳抗。我国著名流行病学专家、北京大学医学部的庄辉院士也在那里作非甲非乙型肝炎研究。这类疾病和艾滋病一样是通过血液、体液传播，不通过呼吸和消化道传播。想起在当时国内通用的传染病教科书上明明白白地写着乙型肝炎是消化道传染病，而在这里已经划入性病范畴。这使我对艾滋病有了真正了解，开始脱离无知和恐惧。

1990 年以后我们陆续收治艾滋病患者，其中有一个姓王的青年男性，是一个同性恋，被来自挪威的男友传染了，他因为合并严重的孢子虫肺炎住院，经抢救后病情好转出院。一个月后他姐姐又把他送回医院，说他要绝食自杀。我们把他收住院后问他，好不容易把肺炎治好，为什么要自杀呢？他说，他姐姐的男朋友说让他姐姐必须离开他这个艾滋病患者，否则就散伙。他们从小失去父母，一直是姐姐照顾他，他无以回报，只有尽早了结，反正这个病是必死的。我国著名病毒学专家曾毅院士知道后，征得患者的同意后，让我们抽取了100毫升患者的血液进行病毒培养，并进行了我国第一个艾滋病病毒全序列基因分析，将结果发表在《中华病毒学杂志》上。这位患者说他愿意我们拿他做研究，希望我们早日攻破艾滋病，这是多么可爱的患者！这使我一直感到强烈的责任和愧疚。1995年，北京地坛医院的苏盛主任通过这篇论文，帮我联系去美国CDC进修，参加了艾滋病的防治和实验研究。

在美国CDC做访问学者的五年，我参与HIV的实验研究和防治工作，对艾滋病有了透彻的了解。

1. 参加了第四代诊断试剂的研制

掌握了病毒培养、基因扩增和分子克隆技术；详细阅读了艾滋病病毒基因9800个碱基，了解每一段基因的功能，表达病毒P24核心抗原的基因有240个碱基，通过PCR扩增后将这一段基因克隆到大肠杆菌表达P24抗原蛋白；利用细胞融合技术制备单克隆抗体，使用P24抗体检测感染者血液中早期出现的

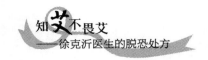
病毒抗原。

观察到使用荧光标记成像技术记录下的 HIV 繁殖过程。HIV 从 CD4 细胞溢出后，游离病毒的存活时间不超过一小时，不能像细菌那样行自体分裂繁殖，必须进入人体细胞，与人体细胞核酸结合并且利用人体营养物质进行繁殖。病毒通过包膜糖蛋白 gp120 与 CD+4 结合，即 CD+4 分子是 gp120 的特异性亲和受体。同时还需要另一个辅助受体 CCR5 参与。而后发现这个 CCR5 受体在疾病的发生和发展过程中起着非常重要的作用，CCR5 抑制剂是目前唯一的特异性艾滋病治疗药物，利用 CCR5 缺乏的骨髓移植治疗艾滋病已有治愈的报告。

2. HIV 感染自然史的总结整理工作

HIV 感染的自然史及临床分期：

急性 HIV-1 感染期　急性 HIV-1 感染后 2～6 周内，大量 HIV 复制和 CD4 细胞的急剧下降，结果造成 50% 左右的感染者出现 HIV 血症和免疫系统急性损伤所产生的临床症状，以发热、淡漠、皮疹、肌痛和头痛最为常见。10%～15% 的患者有单核细胞增多症样表现。

在感染 HIV 后的数天内，病毒迅速复制和繁殖，出现 P24 抗原血症和高滴度病毒血症，每毫升血浆中可检出 10^7 个病毒 RNA 分子。随着特异性体液免疫应答的出现，迅速产生相应的抗体，结果病毒血症减轻，在短短几个星期内，血浆中 HIV RNA 的滴度会下降 2～3 个指数，急性 HIV 感染的症状也会相应消失。因此在此期，尤其是感染初期，在血液中可检出 HIV–RNA 和 P24 抗原。而 HIV 抗体则在感染后数周才出现。CD4+T 淋巴细胞计数一过性减少，同时 CD4/CD8 比率亦可倒置。

从 HIV 感染到产生抗体（或血清抗体阳转）称为"窗口期"。一般认为窗口期为 3～6 个月。用标准第三代 ELISA 试剂检测，通常暴露后 3 周可发生 HIV 抗体阳转。机体可产生多种蛋白的抗体，包括 HIV 的中和抗体、抗 P24 抗体、抗 Nef 抗体、ADCC 抗体及 HIV 增强抗体等多种类型。抗体出现后就一直存在而不会消失。因此，可以说 HIV 抗体检测是 HIV 感染诊断的金标准。

由于 HIV 主要侵犯 CD4 细胞，因此有一部分人在病情一开始就会显示 CD4 细胞明显减少，而同时 CD8 细胞增加（正常值为 $110～900/mm^3$），CD4/CD8 比率出现倒置；随着抗体的出现，病情稳定，病毒复制明显减少，CD4 细胞数可以在未经治疗的情况下恢复到正常的范围，CD4/CD8 细胞数目的比例也可以恢复到正常水平，大多数急性感染者的 CD4 细胞数显示正常。部分患者可有轻度白细胞和血小板减少或肝功能异常。

有学者将血清抗体阳转和 HIV 感染 6 个月之间的时期定义为"HIV 感染早期"。并认为 6 个月时病毒载量达到一个"固定值"，如果不进行抗病毒治疗，几年内不会有很大变化。这个固定值和预后有很大关系。而早期治疗的目标之一是重新设定固定值，使固定值保持较低水平。

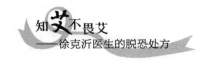

无症状期 可从急性期进入此期，或无明显的急性期症状而直接进入此期。此期也有学者称之为临床潜伏期。急性 HIV 感染后，绝大多数患者进入无症状期，可历时数月至 10 年或更久。无症状期的长短与感染病毒的数量、型别、感染途径，机体免疫状况的个体差异，营养条件及生活习惯等因素有关。一般认为因受血液感染者此期较短（数个月至 5 年，平均 2 年），性途径感染者较长（6～10 年，平均 8 年）。

在无症状期，部分患者可出现持续性淋巴结肿大（PGL），主要表现为不明原因的淋巴结肿大，临床上称之为 AIDS-related complex（缩写 ARC）。这些患者可以维持相当长的一段病程，仅限于淋巴结肿大。也有些可以发展为 AIDS。PGL 的诊断标准是：① 除腹股沟部位外有 2 个或 2 个以上的淋巴结肿大；②淋巴结直径 ≥ 1 厘米，无压痛，无粘连；③ 持续时间为 3 个月以上；④除外其他病因。

在此期，HIV 在人体内一直维持着高度复制平衡状态，也就是病毒每天大量地产生，但同时也大量地被清除，不断地感染和杀伤 T 淋巴细胞，也不断地突变来逃避免疫系统的追击，结果在 HIV 感染者身上会整体表现出：①T 淋巴细胞逐渐缓慢下降，有报道平均每年的下降数目为 40～60/mm³；②血液中病毒量基本维持在低水平不变，为相对动态稳定平衡状态，但这并不是一个绝对的静止状态，而是 HIV 不断产生及不断被清除所得的动态平衡，这种快节奏高速率的动态过程，在近几年的研究中已多次被证实；③遗传基因快速地突变（3.4×10^5/ bp/ 复制周期）。这个时期由于细胞外的病毒被滤泡树突状细胞（FDC）捕捉而进入生发中心，细胞内的病毒大部分处于潜伏状态，所以淋巴结中病毒浓度很高。这个时期淋巴组织是病毒的主要藏身处，外周血中的病毒载量相对不高。随着疾病的进程，淋巴结结构被破坏，更多的病毒被释放。

这个阶段是一个缓慢的 CD4 细胞的缺陷期，以 CD4+T 细胞数量持续缓慢减少为特点，CD4+T 淋巴细胞数多在（$0.8 \sim 0.35$）$\times 10^9$/L。每年减少约 0.05×10^9/L 的 CD4+T 淋巴细胞。在无症状期的后期，CD4+T 细胞数较快速地减少，CD4+T 细胞数为（$0.35 \sim 0.2$）$\times 10^9$/L。提示患者即将进入艾滋病期。

艾滋病期 由于患者免疫功能的衰竭，从而进入此期（又称临床期），为感染 HIV 后的最终阶段。在此期将会发生 HIV 相关症状和各种各样的机会性感染以及肿瘤。当患者出现典型症状时，CD4+ 细胞计数通常降至 200/μL 以下，血和淋巴结中的 HIV 又上升到相当高的水平，未经治疗者在进入此期后的平均生存期为 $12 \sim 18$ 个月。

在此期，典型艾滋病患者多不同程度存在着一组相似的 HIV 相关症状，有学者称之为"消耗综合征"，主要表现为持续 1 个月以上的发热、盗汗、腹泻；体重减轻 10% 以上。部分患者还会表现为神经精神症状，如记忆力减退、精神淡漠、性格改变、头痛、癫痫及痴呆等。

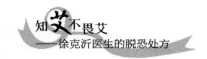

常见的机会性感染及肿瘤如下：

呼吸系统：卡氏肺孢子虫肺炎（PCP），肺结核，复发性细菌、真菌性肺炎。

中枢神经系统：隐球菌脑膜炎、结核性脑膜炎、弓形虫脑病、各种病毒性脑膜炎、脑炎。

消化系统：白色念珠菌食道炎及巨细胞病毒性食道炎、肠炎；沙门氏菌、痢疾杆菌、空肠弯曲菌及隐孢子虫性肠炎。

口腔：鹅口疮、舌毛状白斑、复发性口腔溃疡、牙龈炎等。

皮肤：带状疱疹、传染性软疣、尖锐湿疣、真菌性皮炎和甲癣。

眼部：巨细胞病毒性及弓形虫性视网膜炎。

肿瘤：恶性淋巴瘤、卡波氏肉瘤等。

3. 预防干预

我参与了一项夫妻双方有一方阳性的队列调查研究。90%的感染发生在三年以后，通过统计学处理得出危险度是千分之一左右。美国同事形象地说，一年 360 天，夫妻每天做爱一次，3 年后，也就是 1000 次以后才感染；又说有一个女人被感染了艾滋病病毒，疯狂地报复社会，和 200 多人发生性关系，如果按照千分之一的感染率来看，她很可能是白忙乎了。

我还参加了一个职业暴露的研究。美国 CDC 在 1985—1995年的 11 年间，对一万余名医务人员职业暴露感染进行调查。发现 50 名感染者，感染率为 0.3%，其中护士 22 人，检验人员 19

人，医生6人，其他3人。这是在艾滋病抗病毒治疗前，自然状态的职业暴露研究。这项研究科学性很强，所有的职业暴露者均有零点检测结果。就是在刺伤后立即取血进行抗体检测，保证既往没有感染。所有感染者参与研究并观察到血液中HIV抗体从阴性到阳性的转换过程。其中大多为中空注射器针刺感染。尽管有多例外科医生在手术中被割伤，暴露在严重污染的血液中，却没有一例感染，让人印象很深。

4. 药物研发

HIV药物的研发从始至终都是从阻止病毒复制入手，本着科学精神进行的。HIV主要侵犯人体CD4淋巴细胞。病毒外膜蛋白gp120与细胞CD4受体及辅助受体结合，病毒包膜和细胞外膜溶解，病毒进入细胞内。病毒RNA在逆转录酶作用下转录为P-DNA，在非活动状态下，病毒DNA长期存在，称为前病毒。病毒P-DNA在整合酶作用下与细胞DNA整合，以C-DNA为模板制备病毒RNA。在蛋白酶作用下，制备病毒蛋白。新病毒在细胞膜芽生、组装、形成新的病毒颗粒。针对病毒复制的不同阶段，抗艾滋病药物包括核苷类逆转录酶抑制剂、非核苷类逆转录酶抑制剂、蛋白酶抑制剂、融合抑制剂和整合酶抑制剂。

2000年，我回国以后参加了国内HIV防治工作。我国艾滋病传播经历了以下三个浪潮。

1. 静脉吸毒

我国艾滋病的传播是从20世纪90年代开始的，中国疾病预防控制中心郑锡文教授去云南考察发现中缅边境有一个村庄存在大量静脉吸毒传播的艾滋病患者。由此揭开我国艾滋病防治的序幕。我们和大理当地的张建波医生及美国波士顿大学的Lora L.Sabin医生一起进行研究和防治工作。我也参加了北京戒毒所的工作，采取了中国特色的防治方法，对吸毒者进行强制性戒毒，同时定点发放注射器和替代性药物戒毒，取得了较好成绩。

2. 职业献血员

职业献血员感染 HIV 是在单采浆过程中因血球还输的不规范操作造成艾滋病传播的。这里必须强调，无偿献血是不会感染艾滋病的。

90 年代中期，在河南的职业献血员中出现了大量艾滋病患者。先后有曾毅、桂希恩、高耀洁等专家进行了考察和相关工作。曾毅教授后来在中国科学院院士大会上发出了这样的警告：河南大地在经受着一场艾滋病的浩劫，50 多万 HIV 感染者，走的走了，剩下的人默默地等待着死亡。

2000 年夏天，河南省柘城县卫生局的李局长和双庙村患者代表朱进忠来到地坛医院，请我去救救他们。村里有 3000 多居民，其中 1000 多人卖血，都得了艾滋病，已经死了 500 人。1990 年前后，有人假冒血液病研究所人员来村里作单采浆，把血浆采回去制成冻干血浆和白蛋白等紧俏产品，而把血球用生理盐水稀释后给献血员还输回去。有人看到有利可图便在村里成立了黑血站，代理采血浆，在血球还输的时候并没有按规程操作，而是把所有同血型人的血球混在一起进行还输，村里有少数人去云南打工，染上吸毒的毛病，感染了艾滋病，又回来参加卖血，几年时间污染了所有血液，感染了几乎所有献血员。我们在国家艾滋病咨询委员会进行了汇报，并与当地政府和医务人员共同努力进行防治，2003年国家针对河南艾滋病情况制定了四免一关怀的政策，并且废除了卖血的制度，改为无偿献血，彻底铲除了血液供应的经济链条。终止了这一场旷日持久的血祸。

我们同时对当地进行流行病学调查。对河南艾滋病高发地区的观察研究，尤其是对26个患儿的调查发现，全部是母婴传播，而兄弟姐妹有共同生活史，蚊虫叮咬史，均没有被感染。

美国学者报告对41例艾滋病患者的140名家属进行22个月的追踪调查，尽管他们共同生活，有共用餐具、厕所、衣物、洗漱用品的历史，但无1例被感染。

3. MSM 人群性传播

进入21世纪以后，我国艾滋病的传播方式主要为性传播。对于吸毒和血液祸都有办法对付，但性活动是人最本真的属性，不能控制。同性恋人群曾是社会上被边缘化的人群，曾被看作一种类型的精神病：性倒错。改革开放以后，这个人群逐渐显露出来，逐渐得到社会的认可，由于多性伴和人群中已经有传染源存在，艾滋病在同性恋人群中发展得十分迅速。2000年调

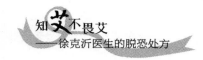
查显示，同性恋人群艾滋病感染率不到 1%，2010 年已达 20%，10 年时间上升了 20 倍，干预十分困难。

2009 年，我开始担任世界卫生组织（WHO）西太区艾滋病合作中心的主任，和 WHO 的专家在一起，科学地进行艾滋病防治工作，参加了艾滋病防治指南修订，了解到循证原则是世界卫生组织进行临床研究的指导原则，WHO 的循证医学 Evidence-Based Medicine 原则，核心思想是"任何医疗卫生方案、决策的确定都应遵循客观的临床科学研究产生的最佳证据"，是完全符合唯物主义认识论原则的。所以我在回答恐友的问题时，尽量以 WHO 公布的材料为依据。

二、恐友应该怎样认识 HIV 和克服恐艾

恐艾发生的原因主要是因为对艾滋病缺乏认识，夸大了传染的危险性，所以克服恐艾必须先对艾滋病有所了解。从发现艾滋病至今已经有 40 余年了，人们对艾滋病已经有了清晰的了解，不必像我们一样从头摸索，也不必了解艾滋病的专业知识。根据咨询和治疗经验，我认为恐艾者必须对以下问题有明确认识。

1. 艾滋病是一种什么样的疾病

艾滋病不只是一种新发传染病，而且它代表着一类全新的传染病，就是通过血液和体液传播的传染病，跟我们以往熟悉的消化道、呼吸道传染病完全不同。

2. HIV 的表现究竟是什么样的

恐友经常因为高危行为以后出现了一些症状就认定自己得了艾滋病。我问他们，你见过艾滋病吗？知道 HIV 什么样吗？回答当然是否定的。所以必须知道什么是艾滋病的症状，怀疑才有根据。

前面讲了，艾滋病分为三个阶段，急性期、潜伏期和发病期。人感染了艾滋病病毒后，前 1～3 个月属于急性期。这时候由于病毒和人体免疫系统斗争的结果，会出现一些症状，很不典型，我们叫作流感样综合征，有发烧、嗓子疼，甚至于出皮疹、淋巴结肿大的这样一些情况。但并不是所有患者都有这些症状，只有 50% 左右出现。由于症状不典型，发生率不高，所以不作为艾滋病的诊断依据。恐友顾虑的就是这一阶段的症状。

几个月以后就进入漫长的潜伏期，又叫无症状期，感染者基本上没有什么症状。这个潜伏期大概是 7 年左右，有的到 10 年。在这一段时间里，肌体和病毒处于一个平衡状态。也有少数患者持续性低热，淋巴结肿大，叫做淋巴结肿大综合征。

潜伏期如果不治疗，进入最后的发病期，平均大概有 1 年零 2 个月，未经治疗百分之百死亡。人们所描述的各种严重感染和恶性肿瘤的可怕表现都发生在这一阶段。其中疱疹病毒感染最常见，普通人感染是一个良性过程，但 HIV 患者由于免疫缺陷，疱疹极易泛发，往往导致剧烈疼痛，如果合并细菌感染，可有面部及躯体溃烂。有的患者因为痛苦难耐自杀。近年来，广泛采用抗病毒治疗以后，这种患者已经很少见了。很多恐艾患者把这一阶段的症状误认为艾滋病的症状而惊恐万分。

3. HIV 究竟是怎么传播的，怎样做危险度评估

这里有两组数据需要了解。这是两个不同的概念。

不同的传播途径在艾滋病患者中所占的比例是：性传播占92%，血液传播占6%，母婴传播占2%。其中绝大多数人是通过性传播的，所以艾滋病在疾病分类中属于性传播疾病。

艾滋病各种传播危险度从高到低是：输血传播为95%，妊娠传播为25%，静脉吸毒为3%～10%，性传播中的男传女为0.2%，女传男为0.1%，肛交为0.5%～3%；职业暴露，针刺传播为0.3%。日常接触不传播。其中危险度最高的是输血，几乎是100%。我在给恐艾者做艾滋病咨询的时候，第一件事就是做危险度评估，告诉他们，他们所谓的高危行为究竟是非常危险还是有一定危险或者根本没有危险。

艾滋病虽然是一个可怕的致死性疾病，但不是烈性传染病，传播途径十分局限。艾滋病的传播方式只有三种，而每一种都有特定的传播途径。

第一种是性传播，只有插入性性交可以传染，其他的，如手淫、口交等都是不传的。两性之间的传播，精液中的 HIV 以游离和细胞相关的形式存在。精液中的 HIV 通过细小创面直接进入血循环而被感染。精液在阴道、直肠内停留时间长，这

可能是易感染的原因，所以男传女的风险较大。而女传男的风险较小，是由于女性阴道病毒滴度较低，而且在男性生殖器黏膜存留时间较短，在包皮褶皱处时间较长。有一项包皮切割预防艾滋病的研究发现，包皮黏膜含有艾滋病病毒的复制细胞，包皮环切后，感染率明显降低。同性传播，男男同性恋，有一个肛交的过程，肛门的黏膜比生殖道黏膜脆弱，容易发生出血，感染性更强，而女性同性恋没有实质性性交，不存在感染风险。

第二种是母婴传播，75%的母婴传播是发生在怀孕或者分娩过程中的，剩下25%的传播会发生在产后的母乳喂养过程中。

第三种是血液传播，血液传播主要是通过以下几种方式进行的：

静脉吸毒。吸毒者出于各种原因而共用注射器。艾滋病病毒通过被污染的针头在吸毒者当中传播。

输入被污染的血液和血液制品。因输血而引起艾滋病感染的事件在全世界曾发生过多起。其中，以法国的输血感染案件最为严重。在那次事件中被感染的人数多达几千人。因输入血液制品被感染的例子也很多。我国就曾有血友病患者因为输入了国外进口的第八因子而被感染。

医源性感染。职业暴露，主要是护士抽了艾滋病患者的血不注意扎到自己血管上而被感染，这种情况血液是新鲜的。而社会上发生的扎针事件是艾滋病患者抽了自己的血然后出去作案，血液不新鲜，病毒已经失活了。据WHO统计，社会上发

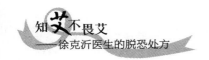
生过多起扎针事件，没有发现一个感染的。

以上三种传播均发生在体内，因为游离病毒不能自行繁殖，必须立即进入 T4 淋巴细胞进行复制，游离病毒在体外不能存活，即便是在体内生命也极其短促。

4. HIV 的诊断

由于艾滋病症状不典型，不能作为诊断依据，所以艾滋病主要通过实验室诊断。艾滋病患者随着病程进展，CD4 逐渐下降，每年大约减少 50 个，十年以后就接近于零，完全丧失了免疫力。病毒载量逐渐上升，最终达到千万量级。而无论机体和病情如何变化，HIV 抗体滴度自始至终都处于高水平。即使在抗病毒治疗后，血液中的病毒载量已经归零，仍然有高滴度的抗体检出。所以抗体检测是非常准确的。与其他病毒性疾病，如乙肝、乙脑、流感一样，人体感染艾滋病病毒后 1 个月，血液中出现 HIV 抗体。1 个月后，95% 以上的人可检验出 HIV 抗体。个别人抗体出现时间较晚。但二代以后的基因工程诊断试剂，最长不超过 3 个月。第一代诊断试剂是从血液中直接提取抗原，敏感性较差，可能有半年以后才查出来的。快速诊断试剂是使用胶体金免疫层析科技研发的新一代检测试剂，操作简便、迅速，且结果准确、自带质控对照。

病毒和核酸检测一般用于抗病毒治疗监测，而不用于诊断。这里要特别强调检测到核酸并不意味着有传染性。有一次，一个患者对我说协和医院的李太生教授说了眼泪里边有艾滋病病毒，是不是眼泪也可以传染，是体液传播。我说：你们理解歪了，李大夫他们从眼泪中查出的是核酸不是活病毒，是没有传染性的。病毒离开人体就失活了，核酸却是在外界好多年都不会变性的，考古学可以通过核酸确定千年以前的菌种，你总不能说那也能传染吧！核酸检测直接检查 HIV RNA，可在发现血清学变化之前检测 HIV 感染，而且比 P24 抗原检测方法更灵敏。HIV 核酸检测将艾滋病病毒的检测窗口期缩短至 11 天，意思是如果你感染了 HIV，有可能在 11 天就检出核酸，这对献血员检测很有意义，但有可能检不出，对恐艾者排除 HIV 没有意义。

控制艾滋，消除恐惧和歧视

任何一种疾病如果不能得到控制，任其肆虐，都会伴随全社会的恐慌。艾滋病也一样，只有把艾滋病控制住，恐惧才会消失，当然恐惧症也就不复存在了。人类同艾滋病进行了艰苦卓绝的斗争，到 2011 年，WHO 提出向零艾滋迈进，2016 年 6 月，联合国大会通过"关于终结艾滋"政治宣言中确定的全球目标，即 2030 年以前终结 HIV 流行，我们总算看到了胜利的曙光。

一、克服恐惧及歧视是防治 HIV 的前提

我曾经问过我的好朋友，英国艾滋病协会主席 Dr.Gazard 艾滋病恐惧的原因，他说可能有两个原因，一是人们对艾滋病不了解，人们对新发生的传染病总是充满恐惧，他们在艾滋病流行初期也是这样的。在一次南非国际艾滋病会议上，一个南非妇女站出来说艾滋病患者要公开和艾滋病做斗争，但回家

后，第二天她就被村里的人用石头砸死了，人们害怕艾滋病，情有可原，但把患艾滋病的亲人当成恶魔就不可理喻了。二是社会原因，他说这可能与我国传统的性道德观念有关。羞辱和歧视（stigma and discrimination），stigma 的原意是烙印，就像过去，你犯了罪，就给你脸上烙字，谁都知道你是罪犯，艾滋病烙的字是性乱。discrimination 的原意是区别，因为害怕被传染，人们把你和正常人区别开，疏远你，排斥你，把你边缘化，但日常接触不会感染艾滋病病毒，那这就是歧视了。还是那句话，在没有疫苗的时候，宣传就是最好的疫苗（without vaccine publicity is the best vaccine），我们要做好宣传工作。

（一）动员社会力量，全球共讨

迄今为止，人类同艾滋病的斗争，始终伴随着同艾滋病恐惧和歧视的斗争。

世界上第一个站出来挑战艾滋病歧视的公众人物是英国戴安娜王妃。1987 年 4 月 9 日，戴安娜王妃在伦敦米德尔塞克斯医院开设了英国首个专门为艾滋病病毒感染者提供护理的艾滋病治疗中心。在全世界的媒体面前，戴安娜王妃不戴手套与一位身患疾病的男子握手。这一举动公开挑战了艾滋病通过触摸在人与人之间传播的观念。戴安娜认为这种情况需要的是同情和理解，而不是恐惧和无知。

2003 年，温家宝总理和吴仪副总理来到地坛医院红丝带之家看望艾滋病患者，和他们亲切交谈，指导我们的工作。温家

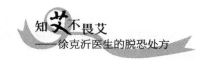

宝还写了那年的国际艾滋病日口号"相互关爱，共享生命"。

（二）反对艾滋病歧视，实话实说

2006年3月，我们和崔永元一起做了一期关于反对艾滋病歧视的《实话实说》节目。我们都觉得无论什么事情，实话实说最重要。

主持人：各位好。三年前我们在这个现场谈过艾滋病，现在三年已经过去了，大家对艾滋病有什么更深的了解？这就是我们今天《实话实说》要谈的话题。我来介绍我们请到的几位客人。第一位是北京地坛医院的徐克沂医生，欢迎徐医生。那时候您谈得好像特别感性，让很多人第一次对艾滋病有了认识。第二位朋友是协和医科大学的廖苏苏教授，欢迎廖教授。第三位朋友大家非常熟悉，但是他的身份大家不一定知道，是艾滋病宣传员濮存昕先生。我要特别介绍我们请到的另外两位客人，小李和小张，因为他们是感染了艾滋病病毒的朋友，今天他们鼓足了勇气到现场和大家一起交流，我们鼓励他们一下。谢谢小李和小张。

主持人：小李你是什么时候知道自己感染了艾滋病病毒的？

小李：在上高中的时候，因为意外在医院接受输血治疗，然后在大学无偿献血检查的时候查到了。

主持人：你当时是什么样的心情呢？

小李：当时的心情一句话概括就是无缘无故就给判了一个

死刑。

主持人：那到现在有多长时间了呢？

小李：六七年了吧。

主持人：这六七年你是怎么生活的？

小李：当时刚上大学，就有一种对自己的期望值的破灭，因为这种破灭感到很绝望，所以大学就没有念，来到北京治疗一段时间之后有了改善，当时认识了UNAIDS（联合国艾滋病规划署）的孙刚，还有其他人，包括协会的一些人，然后我在医生、护士的鼓励下开始学习这方面的防治知识，后来我就开始做一些"防艾"的宣传工作。

主持人：周围的朋友知道这件事情吗？

小李：在北京有几个人知道。

主持人：那些朋友知道了以后他们是什么反应呢？

小李：他们知道之后没有任何反应，大概是两个月之后吧，他们还和我一起合住，然后他们说了一句话让我非常感动，他们说如果他们对我有看法的话他们就不会在两个月之后再告诉我，之所以这个时候告诉我，就是想用行动告诉我他们没有歧视我的感觉。

主持人：小李，我冒昧地问一个问题，你今年多大了？

小李：我今年25岁。

主持人：你有没有想过谈女朋友的事。

小李：不管人在什么样的状态下都会对感情上的生活有渴

望的，也会有自己喜欢的人，可是当你知道自己有这个病，你不可能对她负起一辈子的责任的时候你就不可能去接近她，换句话说你每次看见她的时候，或者说每次想接近她的时候心里总有一种矛盾的力量把你拉开，那种折磨很痛苦。

主持人：小张你是不是觉得压力更大一些呢？

小张：是。社会上的压力，家庭的压力。我是1995年生孩子时输血感染的，后来才知道那家医院刚开始，工作做得很不负责任，他们首先通知了我单位的领导，后来他们医院里的人为了逃避责任到处乱说，说我不知道是怎么得的，后来一传十、十传百地传开了。

主持人：我听我的朋友说，好像你在生活中有时候能够感到歧视，是吗？

小张：是。刚开始爱人还挺理解我的，对我还不错，后来因为其他方面的原因对我就不好了，非要和我离婚。

主持人：你们两个先休息一下，我们听听濮存昕的说法。选你做艾滋病宣传员，你觉得很突然吗？

濮存昕：对，一开始很突然。

主持人：和这些感染了艾滋病的朋友接触的时候你自己恐惧吗？

濮存昕：我没有恐惧，因为我听了曾毅教授的报告，通过我了解艾滋病的知识，我就是想告诉所有的朋友，预防艾滋病是非常简单的一个道理，就把它像预防肝炎啊等其他任何疾病一样去接受它，然后你就没有恐惧感了，然后你就没有必要采取歧视态度去面对这些不幸的人。

主持人：廖教授，你说普通的老百姓对这个事情挺恐惧的，可以理解吗？

廖苏苏：可以理解。

主持人：是什么原因呢？

廖苏苏：我想这里可能有几个原因，表层原因就是大家觉得得了艾滋病就等于判了死刑，至少没有什么特别好的治疗办法，更深一层就是可能也跟某些媒体有关系，也不是只有中国的媒体吧！国外的媒体实际也是一样。

主持人：我觉得媒体也不一定是恶意的，可能就是相关知识知道得太少。

廖苏苏：对。他们不太知道这件事情怎么样来讲，那就是说得很坦白，因为得这个病的人至少很多人就会怀疑你是不是做了什么事情，你是不是什么人，所以人们把这样的一个病首先要和这些行为和这是一种（什么）人联系在一起，就使很多人觉得如果我要得了癌症可能别人还会同情我，虽然也是很多癌症都不能治愈，但是我如果得了这个病，我似乎永远跳进黄河也洗不清了，而且自己也有一种心理就是拼命要洗清自己。

主持人：歧视就是跟这个很有关系。

廖苏苏：对，对。大家不应该因为他们在生活的某一个特点上跟我们不一样就觉得他一定是坏人，把所有这些问题都跟道德联系上，这可能就是我们对他们产生恐惧、隔离的深层的原因。实际上就像你接受别的跟你行为特征不一样的，比如穿衣服，他可能穿得很时髦，你可能穿得很保守；饮食上他可能愿意吃甜菜，你可能愿意吃辣菜，但是这些都不影响你俩成为好朋友。

濮存昕：我插一句，我就觉得你要是歧视艾滋病患者，你排斥他、对他不尊重，是不人道的。因为他没有伤害你，你为什么歧视人家？

主持人：你的文明程度也不高。

濮存昕：对。因为日常接触不会被传染，他干扰你什么了？你为什么让他搬家？你为什么不让他工作？你为什么让他的孩子从学校离开？

主持人：恐惧是不能解决艾滋病问题的。徐医生是三年前来过，三年我就没见到您，但是老在报纸上看到您的名字，您一直在致力这方面的研究和宣传，您觉得三年来有什么变化吗？

徐克沂：我觉得恐怕有两个主要的变化。第一个，就是说艾滋病的流行比三年以前在世界上流行的范围更广，艾滋病的流行始终没有遏制住。咱们国家艾滋病患者量每年以30%的速度上升，1995年以后咱们进入了快速增长期，艾滋病患者越来越多。世界上一个比较典型的例子是南非，南非在1990年的时候感染率是1%，当时很多教授专家呼吁政府必须要注意这个问题，1％已经是一个不低的数字，但是当时他们一个是没有给予足够的重视，再有一个恐怕国家的财力也还是有一些问题的。这次开艾滋病会议的时候，南非正常人群的感染率已经到了25％，曼德拉在临卸职的时候说，有一件事他感到非常遗憾，就是他在职的时候没有能够控制住艾滋病，当初如果花一美元能解决的问题到现在花一千美元都解决不了。因为艾滋病的流行方式跟别的病不一样，很多人在感染后，十年左右没有任何症状，你跟总统说咱们有1％的感染，哪儿有患者？医院也没有，所以要不是普查的话根本就不知道，当患者出来以后就已经晚了。第二个，好的方面，这几年已经有了抗艾滋病病毒的药物，现在在世界上注册的药物有15种，这15种药一共有三类选择，三种、四种或者两种在一起治，这就叫作"鸡尾酒"疗法，就是把这些药混合在一起用。

主持人："鸡尾酒"疗法是大家听到最多的。

徐克沂：所谓鸡尾酒就是把几种酒掺和在一起，这药也是，把几种药放在一块吃，就不是单吃一种，单吃一种很快就产生耐药。

主持人：但是，可能好多观众也知道，"鸡尾酒"疗法非常昂贵，一般的人经济能力承受不了。

徐克沂：对，是这样。治疗艾滋病的药物现在还是很贵，咱们也很难接受，咱们国家现在都有了抗病毒的药，大概三种药，合起来要七千元左右一个月。但是咱们自己呢，有些工厂开始有能力生产这些药，等到保护期过了以后可能价格就会降下来，现在世界上有些国家，如南非、巴西，抗病毒药价格已经很便宜了，我们政府也在争取跟那些药厂协商。

主持人：廖教授，我听到最多的一个问题说艾滋病的宣传工作是携带者或者患者自己的事儿，或者说是医疗机构的事儿，它跟我们普通老百姓有什么关系？这是我听到的最多的一个问题。

廖苏苏：这个东西就像刚才濮存昕讲的，就是如果你知道这件事情的危险在什么地方，可能首先有能力保护你的只有你自己。

徐克沂：另外一个方面，就是说患者或感染者，在艾滋病的防治中也有很重要的作用，他会自己用自己的现身说法来告诉人们他是怎么感染艾滋病的，艾滋病应该怎么预防。另外从反的方面来说，我国卫生部也发过文件，各国都有文件，对于艾滋病患者的义务、权利，我们国家已经有明确规定，可以结婚但是要检查、要告诉对方，要有上学、读书、工作的权利，同时艾滋病患者不能污染环境、不能献血、不能和别人发生性关系而不告诉对方，甚至于在美国有的州比较严厉，认为这是一种谋杀行为。

主持人：其实三位反复在提醒大家不要掉以轻心，我觉得这种宣传平时非常非常多，但是濮存昕你来出面宣传意义就不一样，我觉得你去跟那些艾滋病患者一起打交道、一起生活的时候他们的内心会感觉到，不是说一个健康人来容纳他们，来接受他们，而是一个名人、一个优秀的演员来接纳他们。

濮存昕：我就是普通人，我去跟他们一起包饺子下锅煮着吃，在农村他们家里，真的是没有问题。

主持人：我们现在有一些画面大家可以看一看。刚才大家在屏幕上看到濮存昕吃饺子的时候底下一片笑声，我都知道是什么意思，大家的意思是说就包那么几个饺子都让你吃了。濮存昕，我觉得刚才我听他最后这句话我有些吃惊，他提到了"报复"两个字，你怎么看这个问题。

濮存昕：一个人压力到一定程度他怎么办？他叫天天不应，叫地地不灵，没有人帮助他的时候，这个人的心理会是什么样？任何一个人到这个处境的时候他一定有逆反心态，一定有一种自我宣泄的要求，从这种角度说是非常值得理解的。

主持人：也就是说如果我们无谓地去歧视他，社会给他很大压力，也许还有更可怕的后果等着我们。

濮存昕：是。但是我接触的所有艾滋病患者都非常善良，非常能够体会别人，一定非常明白保护措施，他们自己很敏感的。

主持人：小李，你再给我们讲一讲你希望你周围的人群、社会上的朋友，你希望他们怎么做？

小李：如果我对这方面有所期望的话，那不是说大家怎么关爱我们，怎么同情我们，我觉得这个群体的人都有这样的一

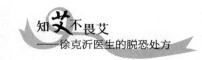
种自尊，或者说在这样的一个环境下有一点敏感的自尊吧！对我来说，我觉得我需要的不是同情，需要的是平等。其实这种病虽然感染之后的死亡率接近百分之百，但是就整个人群来说，它在人口死亡率里面连前十名都进不去，所以这方面我们有一些误解，不过最近我在一个网站上看到一个调查，就是说如果你的朋友感染上了艾滋病你会怎么样对他？我看到数字很高兴，有超过60%的人投票是我会像以前一样对他，或者比以前对他更好。

徐克沂：联合国卫生组织对艾滋病宣传曾经提出一个口号，"你的朋友得了艾滋病仍然是你的朋友"，我觉得这个话虽然很简单但是挺深刻的。就是说你的朋友得了艾滋病就好像你的朋友得了糖尿病一样，那就不是你的朋友了吗？所以这个也是这样，我们应该把它作为一个普通疾病来看待，而不应该更多牵扯到道德等其他一些问题。

濮存昕：我还想说一个概念，就是死亡的压力，我问了很多很多艾滋病患者，死亡对你的压力怎么样？大多数人回答死亡的压力还不是第一位的，还是人和社会、环境的压力最大。

主持人：我们现在来说说这张宣传画，我觉得特别漂亮，不知道大家看到过没有。这是2000年世界艾滋病防治宣传运动的主题，叫预防艾滋病男士责无旁贷，为什么还要分男士女士呢？

濮存昕：这是我自己的解释，困难面前男人首先得站在前头，责无旁贷吧！抗洪救灾男人走在前头，上战场男人走在前头，危险吃苦的事男人得走在前头。

徐克沂：实际在性传播的过程中，男性传播艾滋病的概率比女性要大一倍，在男人的精液里面所含艾滋病的病毒量要大，它传染给女性的概率应该是千分之二，也不是很高，女性的HIV感染者传给男性的概率只有千分之一，也可能这也是一个原因。

主持人：刚才我发现濮存昕带了很多小型的宣传品是不是？

濮存昕：在这儿，像扑克牌一样，这是去年印的。

主持人：你现在能不能交给我，因为我有一个想法，今天发言的观众和提问题的观众都应该得到一个精美的卡片。非常精美，是不是有点儿引诱大家发言的意思？还是希望大家有感而发，实话实说。哪位想说举手示意我。

观众1：我想问一个问题，想问两位专家，艾滋病的最主要的传播途径是什么？

主持人：你看我们宣传了三年还远远不够啊！

廖苏苏：我想回答。我们现在讲最基本的有三个途径，一个就像小李他们碰到的问题，就是输血。如果血液不安全，没有经过检测，还有就是有些注射器安全性得不到保证的话，这是一个危险。那除了血液之外，在男性最主要就是精液，女性阴道里面分泌出来的液体，它在感染了一段时期后含病毒量会

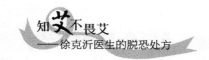
很高的，那肯定是一个传播途径。第三个行为就是如果女性感染了以后又怀孕了，就可能传染胎儿，这就有一定的危险。

观众1：如果要排一个顺序的话，哪一个是最主要的？

徐克沂：从危险度来看，排第一位的应该是血液传播，血液传播就是你输一个艾滋病患者的血液，比如200毫升，输一次血感染概率有多大呢？是95％，接近100％；第二个，恐怕要排的应该是母婴传播，是25％左右；最弱的应该是性传播。

廖苏苏：但是我这里特别要提醒你一点，怎么理解这个概率，千万不要说千分之二，我还没有过一千次呢！绝对不是这个概念，有的人就有这一次就被感染了。

观众2：你好，我想问一问濮存昕先生，今天参加这次活动，我感觉对我影响很大，我想问一问如何参加艾滋病关爱组织这项活动呢？

濮存昕：据我所知，北大有这方面的志愿者，不知道别的大学有没有，首都医科大学和北京大学我参加过他们的活动。

观众3：你好，我想问濮存昕老师一个问题，作为形象大使，您有没有一个具体的工作计划，您如何向我们大家保证您可以在繁忙的工作当中抽出时间来比较好地履行大使的责任？

主持人：怎么保证随叫随到？

濮存昕：谢谢你。时间还是有的，因为生活中虽然很忙但还是有很多休息时间，还有属于自己的那部分时间，尽量多用在这方面。今年的计划我们已经做了一些，今年 12 月 1 日，我们现在正在策划做比去年还要大的更广泛、更深入的宣传活动，我也尽我的可能去帮助这些艾滋病患者，在经济上我现在也在想这方面的事情。

主持人：我觉得这个小伙子的问题特别实在，因为他可能发现了现在有些名人参与一些事就是做做样子，不是做具体的实事。

濮存昕：我尽量不做样子，说实话做实事。

观众 4：我想问两位专家，我们国家现在艾滋病的研究到了一个什么水平，跟国际上有没有差距，我们国家在艾滋病研究方面取得哪些方面的成就或者进展？

廖苏苏：这个问题太大，确实这个问题太大。我觉得很坦率地说，比如说一些基础科学的问题，可能我们国家比起西方的那些先进国家，除了他们在科学技术上（先进）他们也有更多的研究条件，因为他们感染者比较多，可能我们这些还是有一定差距。但是从解决现实问题方面，比如说检测的问题，这个检测的水平单从技术上，我想我们跟他们差距不是太大，可能我们跟他们的差距就在于这种检测是不是能够方便地提供给所有需要检测的人，无论城市、乡村，我们跟他们这个有很大差距，服务提供的能力和普遍性上。药物，刚才徐大夫已经讲过了，除了昂贵以外，我们国家的药物提供以及整个医疗服务的这些问题，跟西方国家有相当的差距。

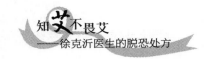

观众5：我就是想说一下我个人的感触，刚才一开始的时候张小姐叙述的时候情绪比较激动，我看到一个非常细节的动作，就是李先生递给她两张纸巾，这个动作非常地感人，我能够体会到他们那种无奈的心情和他们之间的关爱。另外一个就是其实我觉得，今天李先生和张小姐你们其实已经身处在一个宣传员的位置上了，通过你们对个人经历的介绍，我们受益匪浅，我们也感谢你们，所以我在这里非常希望就是有一天你们能够踏过这个屏障，和我们一起进行面对面的交流，把这个当成一个非常平常的话题，大家一起去讨论。

主持人：我觉得她说得特别好。看看现在没有这个纪念品，还有人发言吗？群众的觉悟比我们想象的要高得多。

观众6：我想知道一下，唾液这种传播途径是不是有可能？

徐克沂：在有统计的数字里面没有哪一个艾滋病患者是通过唾液传播的，我看到最近美国有一个报告，跟踪30多个家庭、100多个人，大概有半年的时间，这些人有共用牙刷、共用刮胡刀的历史，共同用厕所、一起吃饭、一起生活，没有一个人是通过这些途径传染的，所以应该说通过唾液传染的可能性几乎没有。

廖苏苏：即便有人报道说经过很敏感的技术发现唾液里有很少量的病毒的话，也是不会构成传播的。

主持人：就是大家在生活中根本不用草木皆兵。

廖苏苏：所以唾液不传染的。

观众7：国家对于艾滋病的宣传力度非常大，对于艾滋病这个词好多人都知道，但是好多人并不知道自己是否已经感染上艾滋病病毒，是怎么感染上的，比如，我知道流鼻涕、打喷嚏是感冒了，因为有感冒的症状，对艾滋病，他不知道，所以说总不至于我们每个人每天都去医院检验吧！

徐克沂：我们在医院里面经常收治这一类的患者，就是他怀疑自己得了艾滋病，而且有的人还相当地固执，他看了一些书，因为艾滋病是一个免疫缺陷综合征，患者可以得各种各样的病，嘴上起了疱疹或者是长了霉菌，他都认为是艾滋病的表现，他就来看病、做检查，我的一个患者最多做了30次HIV检查，他还不大相信，不相信他没有艾滋病，所以艾滋病本身没有任何特异的症状，不要去找这么一个症状，说："大夫我这儿起疱了是不是艾滋病？"这个东西就很难说了，它不像感冒流鼻涕、打喷嚏，它没有这个症状，所以从症状上看很难发现，艾滋病只有通过血液检查确诊。

观众8：我想问一问艾滋病和少年儿童有没有关系。

濮存昕：你应该自己回答这个问题啊！

主持人：对，试着回答一下，还有纪念品吗？这个宣传画给你，我去拿去。

观众8：我觉得应该有关系，我们应该从小受到这方面的教育，然后去……

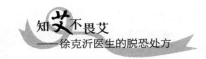

主持人：去教育糊涂的家长。

观众8：了解艾滋病才能预防艾滋病。

观众9：刚才有一位穿红衬衫的小伙子，他提了一个问题，我愿意回答。看得出来他是一位非常有爱心的人，我来自北京佑安医院艾滋病病房，也就是我们的感染科病房，我们在这个病房的基础上成立了爱心家园，爱心家园是一个艾滋病的关爱机构，我们有许多患者、感染者，有医生、护士，还有许多的志愿者也就是国外讲的义工，濮存昕先生也去过，小李也是我们的患者，如果在座的谁像这位年轻的小伙子一样有爱心，我希望能作为我们的志愿者，能给艾滋病的患者和感染者提供服务。

主持人：您具体是做什么工作呢？

观众9：我是病房的护士长。

主持人：做了多少年？接触艾滋病患者多少年？

观众9：我是1996年开始做这个工作的。

主持人：大家可能会想，护士老跟这样的患者打交道可能被感染的机会更大、更多，你怎么消除大家的顾虑呢？

观众9：是这样。比如我给他们抽血或者做穿刺，这个时候我们不要在忙中出乱子，那么我们自己就很安全，除去这一点，其他的接触方式就和咱们大家一样，没有任何问题的。

主持人：您的心理感觉就像和一般的患者接触是一样的。

观众9：对，是这样的。

主持人：小李在日常的时候是不是一个挺开朗的人？

观众9：是，他非常健谈，他每次给我打电话都喊"表姐"。

主持人：我觉得我们今天这个现场气氛营造得不够好，让小李和小张有点儿压抑。

小李：我在来北京之前我确实有一段时间很压抑，那个时候很绝望，生活是灰色的。可是我来了北京之后，我开始对自己的生活有信心、有勇气，我的信心和勇气的来源就是我的身体在慢慢地好转，这是一个基础，而这个基础是爱心家园给我的，他们的护士和大夫给了我非常多的帮助，和他们在一起你会忘记自己是一个患者，你和他们接触没有任何顾忌。

主持人：好，谢谢你。

观众10：我主要想谈一个怎样对待艾滋病患者的问题，我想问问主持人看没看过1995年的片子叫《费城》。

主持人：看过，汤姆·汉克斯演的。

观众10：是的，汤姆·汉克斯在里面演了一个特别柔弱的艾滋病患者，演得确实是从外形上改变得特别多，但是他的目光始终是坚毅的。主要的剧情是有一个律师，这个律师是一个特别保守的黑人，特别排斥这个患者，两种观念。但是最终这个律师帮助汤姆·汉克斯演的这个患者打赢了官司，最后他们两个人仍旧分道扬镳，打完官司都走人了。我觉得这个结尾设计得特别好，他为患者赢得了公平，一种生存的公平，你有公平的就业机会，你有公平的生存空间，我觉得刚才小李说得特

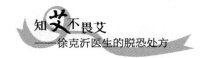

别好，我们只要一种公平就行了，至于说关爱，因为所有的患者都需要关爱，对于艾滋病患者来讲最重要的就是公平，我说的就是这些。

观众11：你好，我想介绍给濮存昕先生，我们最近发现了一个非常好的预防艾滋病的新概念，或许您在以后的工作当中可以用得上。艾滋病的英文缩写是 AIDS，它是 Acquired Immune Deficiency Syndrome，这是它的英文原名，我们可以这样来转化一下概念，还是用英文，如果在座的懂英文的可以跟着我联想一下，那就是 Attitude 态度、Influence 影响、Disease 疾病、Seriously 严重，就是态度对病情的影响是非常大的，所以号召人们一起来关爱。

主持人：好，谢谢。哦，还有一点。

观众11：不好意思我多言了。

主持人：没事儿。

观众11：最后一点就是我们也想，因为我是来自联合国儿童基金会，那么我想号召人们，其实人类的历史上出现过很多流行病，如天花、鼠疫、瘟疫、黑死病，那么人们都最终克服了它们，实际上人类跟艾滋病作战的过程也就是人类自身进化的历程，所以我们应该有信心。

主持人：好，谢谢。我想请大家再看一下这张宣传画，我看这幅画的时候，我就想起了我们三年前做的那个节目的题目，叫《迎战艾滋病》。大家可以看看这上面是不同肤色、不同种族的人，所以迎战艾滋病是全世界共同面临的一个问题，每个人都不是无事可做，我想我们现在一起可以做的就是获取相关的知识把握自己，再下一步就是争取我们每一个人都能做艾滋病的宣传员，谢谢大家。出于可以理解的原因我们先请小李和小张退场，谢谢他们，感谢小李和小张，有一天小李和小张还会面对面和我们交流，那一天就是我们所有人都能获得正确的、正规的艾滋病知识的时候。感谢大家，下周再见。

（三）遏制艾滋　履行承诺

2009年，我在搜狐做了一期节目"遏制艾滋　履行承诺"，谈到艾滋病歧视问题，尤其是医务人员对艾滋病患者的歧视。

主持人：各位网友大家好，欢迎光临搜狐嘉宾聊天室。

今天是12月1日，是第19个世界艾滋病日，艾滋病在近年来引起越来越多的社会关注，今年艾滋病日的主题跟去年一样还是"遏制艾滋　履行承诺"。我们的政府在国际上有一个承诺，艾滋病志愿者戴红丝带就是承诺，医生认真救治患者也是其承诺，而每个普通人在全民关注的事情里面关爱、平等对待、不歧视艾滋病患者也是每一个人所能做到的承诺。

我们今天请到三位嘉宾，艾滋病患者老季先生，北京地坛医院专家徐克沂先生，红丝带之家艾滋病志愿者小郭，哈佛大学的在读研究生。

今天我们和网友一块儿探讨一下我国在艾滋病治疗过程中以及艾滋病患者生活的环境问题。首先问一下徐老师，现在有

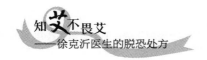

很多对艾滋病很恐慌的情况，你平时在生活中遇到的多吗？

徐克沂：今年艾滋病日的主题是"遏制艾滋 履行承诺"，我想强调履行承诺还有一部分人，就是 HIV 感染者，他们本身自己感染了艾滋病，受到国家的免费治疗，他们也应该积极投入到防治艾滋病的工作当中来，大家一起合作。我们善待 HIV 感染者，对他们来说是公正的，另外也有利于调动他们来参与艾滋病的斗争，因为没有他们的参与，这个社会是不安定的。大家清楚记得在 2001 年发生的扎针事情，我们医院是国家规定的定点收治医院，光我们医院就收了五百多个被扎伤的人。

主持人：很多网友关心扎针这个事情，网站总结出来 13 个城市传出有扎针谣言。

徐克沂：我再次郑重说，不是谣言，确确实实发生的。我们医院收了五百多个，向政府写了总结报告。确实在里面有某个省来的一些 HIV 感染者，确实也有注射器里面带有高浓度艾滋病病毒的。不善待这些患者，他们很可能会受到歧视、受到排斥。履行承诺包括各个方面，其中有一点，HIV 感染者也有他们的权利，有生活的权利、工作的权利。如果你是 HIV 感染者，你有意传染别人是犯罪的。最近我看到瑞典有一个消息，一位男性和三位女性发生关系，这两名女性感染了艾滋病，最后判该男性八年徒刑。我们的感染者对社会有义务和责任。

主持人：大家面对艾滋病广告的时候是一种态度，觉得人和人应该和谐相处，但是真正面对艾滋病患者的时候，现实去面对的时候又是另外一种态度。你们怎么理解这种巨大的反差？

徐克沂：我作为一个防治艾滋病方面的专家，我非常愿意来到媒体、网站、电视上做这个工作，我想宣传，艾滋病没有那么可怕。由于人们普遍存在着对艾滋病的恐惧，不是哪一个人，但是有一些人患恐惧症也好、疑病症也好，每年都有三五百人，还有跳楼自杀的。人群当中存在着对艾滋病的恐慌，对于艾滋病的防治是一个极大的障碍。

比如，一位姓宋的患者，是个孩子，他是由于在当地做手术输血感染的，后来防疫站还有卫生机构的人到他们家去检查，查完之后把口罩、衣服扔到他们家门口，村里的人一下子知道了这孩子肯定是特别严重的传染病，要不然不会把衣服扔到这儿；医生也是非常恐惧，因为他们不了解这个病，那是在四五年以前，医生的恐惧造成人们的普遍恐惧，最后村子里面凑钱，让他们离开村子，说他们在这儿住全村都得搬家。这就是一种普遍恐惧。那个孩子是班上的班长，学习很好，很可爱。我们打电话跟学校联系，在他生病的过程中，很多同学来看他。我们问能让他回去上学吗？同学们回答没问题。我们打电话给学校，学校回答是老师、同学没有任何意见，但是他一旦回来以后，家长就会把所有的孩子都领走，学校没法开。

为什么形成这么一种普遍的恐惧？第一，艾滋病是新发传染病，对于新出现的病大家都是不了解的。第二，在艾滋病刚被发现时的宣传导致恐惧，如宣传成"世纪瘟疫"，神话成"上帝对人的惩罚"等。人们都是先入为主，早期做了这么多宣传，使得人们产生恐惧心理。另外，抗艾滋病药物在没有研制成功之前，艾滋病确实很可怕，是百分之百的致死性疾病。这样造成大家的恐慌。现在已经有了艾滋病的治疗方法，我们要在群众当中宣传反对艾滋病的恐惧。

主持人：大家觉得治疗艾滋病的医生是危险的职业，你们觉得危险吗？

徐克沂：有危险，但不是特别危险。我们做了职业暴露的统计，医院先后有九个医生护士被扎伤，或者患者的血流到其脸上、流到眼睛里的，都做了处理，没有一个感染的。

主持人：小郭害怕吗？

小郭：不害怕。

主持人：你最早什么时候接触这个事情？

小郭：2004 年。

主持人：第一次接触是什么样的状况？

小郭：在哈佛那边有一个关于艾滋病的会议。

主持人：你从一开始就没有恐惧？

小郭：没有。

徐克沂：他接触得比较晚，接触了一段时间发现确实不会被传染，我们刚开始也恐惧，美国医生刚开始接触艾滋病患者的时候都是戴着防毒面具的。经过一段时间之后才认识到艾滋病的传染率很低。

主持人：歧视来自恐惧，恐惧导致恐慌。

徐克沂：要多宣传，让大家了解艾滋病，为什么我们特别赞成温家宝总理跟患者见面，就是告诉大家，和艾滋病患者握手不会被传染。名人效应对艾滋病的宣传很有帮助。

主持人：老季是哪年感染了艾滋病？

老季：2000年。

主持人：有没有感觉到一些变化？

老季：变化挺大的。2000年的时候，医生对这个病了解不是很多。也没有药物治疗。

主持人：你当时心里怎么想的？

老季：得了艾滋病就是等死。

徐克沂：那时候我们医生做的工作就是临终关怀。那对于医生和患者都是很残酷的。现在完全变了。突破性的进展就是艾滋病的治疗。

主持人：当时得了这个病之后去医院是什么感觉？最早去的什么医院？

老季：最早在综合性的医院被检测出来，知道这个病也不敢到医院去看，他们手续都办完了，转到地坛医院，当时也不敢进这家医院，不知道人进来之后会是什么样的。

徐克沂：当时有人说人进去就被逮起来了。

主持人：你当时知道这种说法吗？

老季：知道，我们家人到这个医院去踩点。住院后我偷偷

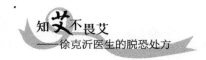

往家跑，早上六点钟之前偷偷跑回来。那是那时候的环境，现在的环境真是好多了。

主持人：你刚才提到无知导致恐惧，昨天李盾教授也提出相反的意见，有时候对艾滋病了解最多的是医生，往往医生、医院对艾滋病患者的歧视又是最严重的。最近《健康报》有一篇文章"综合医院收治艾滋病就这么难吗？"，一个艾滋病患者去综合医院看病就很难，你们是不是也接到很多应该在综合医院来看病的人结果都来到了地坛医院？

徐克沂：医生也不一定了解。隔行如隔山，以前达·芬奇又是建筑家又是画家，现在科学发达，分工细了，搞心脏病的不懂艾滋病，懂艾滋病的不懂心脏病。

徐克沂：今年我们接到WHO的通知，动员社会力量反歧视艾滋病，我们组织老季这些志愿者进行座谈，让他们谈谈他们的辛苦，歧视情况怎么样，让我们惊讶的是，所有的人说歧视最厉害的就是医院。

为什么患者觉得医院是歧视最厉害的地方，因为医院的信息是向医生公开的；邻居为什么不歧视他？因为邻居不知道他是艾滋病患者，患者有要求保护隐私的权利。但医院的人都知道了，也不奇怪，是有原因的，根本上还是大家对艾滋病的恐惧造成的歧视。我们有个患者得了胰腺炎，跟做手术的医生说，他是HIV感染者，注意不要污染了，医生就不给治了，患者差点死了，最后转到地坛医院来治疗的。

小郭：一般说恐惧艾滋病患者，歧视艾滋病患者，但社会大众有多少人真的见过艾滋病患者，艾滋病实际是被他们想象出来的，这个群体也是被他们想象出来的群体，跟这些患者实际接触的只有医院和医务工作者，一说歧视可不就体现在医院。

徐克沂：今年我们向 WHO 申请了北京市政府的项目，就是在医务人员当中反对对艾滋病患者的歧视。第一个是告诉他们什么是羞辱和歧视，作为医疗道德来说要尊重你的患者，要爱护他，不能叫艾滋病人、心脏病人等，这样是不对的。怎么尊重、爱护患者，不光是从服务方面，从精神上各方面都要做到。第二，要落实医疗保护。我在美国的时候，有一个女护士，是克林顿艾滋病基金会的工作人员，给患者打针不小心扎到自己，被感染了，后来去世了，全美国开大会，医院的工作起码做到不羞辱和歧视患者。

主持人：怎么理解现在很多医院不愿意接收艾滋病患者？普通医院相对于普通老百姓而言，他们也是更多了解艾滋病的。

小郭：了解可能是不完整的。

主持人：对所有科室的医生护士普及艾滋病知识，如果普通医院都不救治，作为普通老百姓可能觉得真是没治了。但是又不可能把所有的传染病医院变成综合医院，什么病都到他那儿去治，首先还是需要做工作，要对所有医院所有科室进行培训，只有医生不恐惧了，才有可能让普通老百姓不恐惧。

徐克沂：普通医院最近这两年每个月都能查出艾滋病患者，

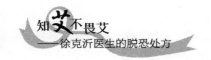
因为在手术前要检查。

主持人：一旦查出来就不想治了？

徐克沂：对。我们努力把地坛医院变成收治传染病的综合医院，配了耳鼻喉科、妇科、外科，这些病总得有人治，我们配备了一些科室。我们收了大部分 HIV 感染的孕妇，总是有办法解决的。在英国我们最近也有合作，我们问英国有艾滋病恐惧症吗？好像有，但没那么多，也没听说过有跳楼死的。

主持人：昨天有网友提到，通过输血传播感染的话，我该同情你，如果你通过其他两种手段传染的话，我觉得是咎由自取。

徐克沂：这是在道德、精神上面对艾滋病的排斥。一个二十几岁的大学生，天津的，刚毕业，到我们这儿来看病，说怀疑自己得了艾滋病，想查查是不是艾滋病，检查后，我告诉他三天之后来取结果，可是，没到三天他哥哥打电话说他跳楼死了。死前留下一个纸条：我得了一个见不得人的病，我对不起你们。我们反反复复查，结果全是阴性。社会的压力太大，他在公司里面跟着小姐出去带客户，有性接触的历史，认为自己被感染了，他觉得一旦知道之后怎么对父亲母亲说，怎么对女朋友说，怎么对社会交代，最后职业也没有了，还不如跳楼死了，社会压力是很厉害的，应该说比死亡还可怕。为什么这么多恐惧，主要是恐惧社会的压力，不是疾病本身。

主持人：家庭、社会还是非常重要的。

徐克沂：我们收过一个模范女教师，因为生孩子的时候输血，1995年左右感染了艾滋病，2000年发现了，到北京来看病，已经到晚期了，她有合并症，经过治疗之后好转了，好转之后我们劝她出院，她不回去，她说："我没法回家，家里面已经不容我了，爱人不容我了，学校不要我了，我是一个模范教师，我一个女同志这么大岁数我干什么了？我经常跟学生讲道德方面的教育，我还觉得委屈，我到医院里面输血你把我感染了，社会上不要我了，我怎么回去？"后来我们给她做了很多工作，回去之后没两个月她上吊自杀了。

主持人：这个远远超出一个医生所能做的范围。

徐克沂：恐惧已经不光是因疾病本身，而是因社会普遍的歧视、排斥。不是人们故意歧视，你问他歧视艾滋病患者吗？他回答不歧视。但是他不跟艾滋病患者接触。这种排斥人受不了。

主持人：你刚才说的是通过血液传染的，其他两种传播途径的感染者受到的压力会不会更大？

徐克沂：差不了太多，他不区别你是怎么感染的，看到你是艾滋病患者感觉都差不多。他给你贴一个标签。

小郭：在面临危险的时候大家都有恐惧，这是正常的反应，关键是是不是防治恐惧造成损害性的后果。

主持人：如果不能消除个人恐惧的话，先从制度上，从公共的机构让你们不能够做出这样的行为。

徐克沂：我昨天去奥林匹克工地跟工人做一个活动，问他们中间有艾滋病患者吗？回答是不知道。又问，如果有的话，害怕吗？回答说不害怕。又问他们知道艾滋病怎么传染吗？回答：吸毒、性传播、母婴传播。我问能预防吗？都知道能预防。我说：母婴传播，你们传播不上，不吸毒行不行？大家都说行。我又问，没有性活动行不行？大家笑着说不行。那怎么办？用避孕套，避孕套用好了几乎是百分之百预防的。多做工作的话，恐惧慢慢就消除了。

主持人：某种程度上讲大家认为他们是犯了罪的人，大家觉得跟他和谐共处，心理上接受不了。

徐克沂：艾滋病非常复杂，关于保守的性道德怎么来评估，我去泰国开会的时候泰国专家说，中国不会像泰国艾滋病流行这么广，因为中国有一个传统的性道德，不像他们，把性当成一种工业，把这个作为国家旅游发展的策略，中国不会的。从这一点来看，传统的性道德应该说是阻止艾滋病传播的重要渠道，但是另外一方面又造成对所谓不规范行为的一种羞辱和歧视。

我们在卫生部开会讲过好几次，对于卖淫嫖娼只有两种路可走，第一是禁止，中国1949年禁止过。在美国有的州是禁娼的，只要发现就逮起来拘留。第二个就是定期检查，像澳大利亚有妓女协会要求妓女持证上岗，定期检查，没有艾滋病没有病毒可以上岗。没有第三条路可走，中国禁止不了，那就管理吧！既不禁止，又不管理就是放任自流。

主持人：刚才我们谈到论坛里面的恐友，应该怎么去理解他们，很多觉得自己得了艾滋病的人会聚集到一个论坛里面。

徐克沂：他们有病，什么病？不是艾滋病，是疑病症。有病自己治不了，要找医生去治。这种网站应该取消，不要再做，有毛病去医院看一下。疑病症本身是一种病态人格，长期下去会造成严重的后果。我坚决主张取消这种互相造成不良影响的网站，不要自己在这里面找艾滋病医生，应该找心理医生。

老季：那个网站的站长就是恐艾的，我跟他聊过。

主持人：他是怎么恐法？他恐艾跟许多老百姓恐艾有什么区别？

老季：他们那些自称恐友的，要说接触艾滋病患者，他敢接触，拥抱、握手什么的都敢，但是，他们回家之后想：我跟艾滋病患者握手了，得勤洗手，洗完还是不放心，马上就去检测。

主持人：为什么会这样？

徐克沂：心理疾病，在人群里面有这么一种人，总是有点多疑，艾滋病多疑，SARS流行的时候，天津有一个人怀疑自己得了SARS，上吊死了，其实他根本没事。还有怀疑自己得淋巴瘤的，跳楼自杀。这种人在人格发育上是有问题的，应该去治疗。

主持人：一方面恐艾，另外一方面又跟普通老百姓的做法不一样，我们一般人躲得远远的，但是他们也跟艾滋病患者握

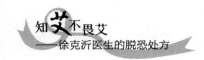
手、拥抱。

老季：他们和我说，他们要真是艾滋病就好了，现在查不出来，这个病毒是另外一种类型的病毒。

徐克沂：对他们的治疗有两个方面，一个是给他们讲正确的艾滋病知识，第二个是心理治疗。我们医院护士长是心理咨询师，我们从安定医院专门请了心理咨询师。有严重的心理问题就让心理医生来看，如果实在严重的话吃药辅助治疗。

主持人：小郭在红丝带之家工作了多长时间？

小郭：六月中旬来的。

主持人：主要做什么事情？

小郭：做一些日常事务，文字上面的工作，跟患者聊天。

主持人：你这样的志愿者在地坛医院有多少？

小郭：培训现在有两期了，可能有 20 多个人，主要是大学生。

徐克沂：经常工作的志愿者不多，志愿者总数有 2000 多人。经常工作，经常更换，不是在这儿工作一辈子。

主持人：志愿者都做什么工作？

徐克沂：1997 年我从美国回来，1998 年成立的志愿者团队，实际模式是一个艾滋病患者俱乐部，对 HIV 感染者提供关爱，社会的、医院的，他们来组织一些活动，组织一些联系。如包饺子吃、秋天出去秋游，老季还建立了一个热线。我们最近组织一个外文班，组织起来学外语，先请一个美国老师（也是一个志愿者）讲，美国老师走了，小郭当志愿者教他们，有很多活动。

主持人：这种活动有效吗？

徐克沂：太有效了，在这里大家觉得像一个家一样。一旦自己感染了，自己就像戴了一个假面具一样，不能对任何人说，但是对医生可以说，对感染者可以说。来了新的感染者，老季主动帮助他们做工作。一旦和家庭成员说了，家庭不要他了。丝带之家是他们的另一个家。

主持人：老季，你在红丝带之家有没有特别的感受？

老季：我当时生病的时候还不敢去，好了以后，自己想活下去以后才去的。

徐克沂：他的感受是怎么帮助别人，很多新感染者都是从他这儿得到很多的支持。

主持人：你是不是也从帮助别人的过程当中找到很多快乐？

老季：应该是吧！我经常说自己从低谷走出来的这段时间太漫长了，但是我现在希望新的感染者不要像我一样走那么长的路，有我这个实例在这儿，我会帮他们缩短这个过程。

主持人：你平时怎么工作？

老季：就是让新的感染者看看我的精神状态，新的感染者问我能活几年？我把我的例子告诉他们，我现在多长时间了，增加他们存活的信心，不要觉得得了艾滋病马上就会死亡，不会的。

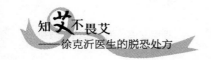

徐克沂：危机干预的时候，老季他们比我们好做工作，同伴教育的作用是巨大的。

网友：感染后初期的表现是什么样的？我怀疑我和感染者发生了关系。

徐克沂：症状对于诊断艾滋病没有意义，有50%的人有症状，有50%的人没有症状，有症状的人也没有特殊症状，流感样综合征，如觉得不舒服、头疼、发烧、咳嗽。

主持人：有症状的话去哪里检查？

徐克沂：医院、防疫站。

网友：如果同性恋得了艾滋病，红丝带之家能够尽量帮他保持住现在的工作吗？

徐克沂：可以。

网友：我做爱的时候戴套没有破，会不会被感染？

徐克沂：不会。

网友：现在艾滋病到底能治吗？能治到什么程度？比以前进步到哪儿了？

徐克沂：可以让患者不死，但是不能治愈，可以治到血液里面没有病毒，让你变成一个健康带毒者。

主持人：是不是要花很多钱？

徐克沂：国家免费治疗。

主持人：一旦得了病必须大胆到医院去。

徐克沂：我们都是保密的，到地坛医院、佑安医院去看病都没问题。

主持人：老季，你碰到疑病症的人怎么跟他们说？你是什么感受？

老季：我在电话里面跟疑病症接触，我不敢见他们本人，这些人太难缠了，太麻烦了。

主持人：他们问的最频繁的问题是什么？

老季：你说的是恐病症，他们一般说，他们了解的专业水平比我还多，他们用了酶联法第几代，很专业的，我听了都不知道，都得问医生。他们老问这些稀奇古怪的问题，查抗体其实都很准确。

网友：六周论可信吗？

老季：我听过很多这种电话。

徐克沂：不可信。

网友：艾滋病的潜伏期一般是多久？

徐克沂：7～10年。

网友：窗口期检查三个月没有问题，还需要六个月再检查吗？

徐克沂：不需要。

网友：与艾滋病患者接吻有没有危险？

徐克沂：理论上说有危险，实际上没有见到这么传播的。现在世界上报告六千多万例患者，没有哪一例是接吻传播的。

网友：我去年检测前几个月一直在服用镇静药，检测前也服用了镇静药物，有十几粒，晕乎乎的，对诊断有影响吗？

徐克沂：任何药物对艾滋病的抗体都没有影响，包括服用了抗艾滋病的药物。艾滋病的抗体是无效抗体，跟别的抗体不一样。感染乙肝病毒后一旦产生抗体就好了，艾滋病自始至终抗体非常高，这些抗体不是有用的抗体。诊断没问题，什么时候都那么高。

网友：是不是感染了病毒一定要到4周之后才能检测出来？

徐克沂：对。艾滋病的窗口期跟普通的感冒、肝炎都是一样的，90%以上的人2～4周产生抗体，真正的窗口期应该是2～4周而不是三个月。因为有了这些恐病症的人才问95%在2～4周产生抗体，另外5%什么时候产生？我们仔细调查了一下美国这几十万份血样，最后查出来3个月内产生抗体。

网友：怎样才能享受国家免费治疗？

老季：北京的患者到医院，如果是外地的得到当地疾病预防控制中心去。

徐克沂：总体来说先到当地医院看，医生会给你一些指导，告诉你怎么接受治疗。

网友：两个星期前我戴套和小姐发生了关系，但是对方舔了我的肛门，请问会有事吗？

徐克沂：还是有危险的，去做检查就能确定了。

主持人：检查的费用大概多少钱？

徐克沂：90多元。

主持人：有一种人觉得这家医院检查是阴性的，有没有必要换一家医院再查一次？

徐克沂：这是把检查作为心理治疗方法，有一个患者查了18次，还有人查了30多次的，查三年，查到最后放心了，真的不是。

老季：凡是恐病症的没有一个最后查出来是阳性的。

小郭：还有碰到到处去做检查，但是从来不去拿结果的。

徐克沂：大家对艾滋病的恐惧越来越少，2001年东北来一个人，淋巴结肿了，特别瘦，不吃饭不睡觉，正好英国专家来开会，我们把全国各地的恐病症有十几个人叫过来请英国专家做集体辅导，把HIV感染者老王也叫过来了，老王是自己开公司的，他说，他以前有一辆车，现在他买三辆车了，在红丝带之家的帮助下建立了生活信心，现在很好。现身说法之后，这些人才放心。

网友：我去年在市级卫生防疫站检测，四个月出结果是阴性，快速检测结果HIV抗体阴性，请问他们是不是用的金标法，也不分亚型，结果可靠吗？是不是需要再查一次？

徐克沂：最好查两次。任何试剂只有98%的准确性，多查一次，最好再换一个地方查一次。

网友：现在中国的男同性恋保守数字超过两千万，防艾工作刻不容缓。如果法律上赞同同性婚姻的一夫一妻制，减少同性性伴，是否可以遏制艾滋病的蔓延？

徐克沂：可以。减少艾滋病有三个做法，禁欲、忠诚、用避孕套，刚才说的同性恋一夫一妻跟正常的一夫一妻是一样的，减少了多性伴，当然是可以的，但是不容易做到。

网友：外地患者去北京地坛医院可以得到免费治疗吗？有什么途径？

徐克沂：外地患者有北京长期居住证的可以，在北京长期工作的也可以。

网友：有时候恐艾不是怕死，而是怕给家里带来太大的经济压力。

网友：我去郑州六院看了一下，那里有艾滋病专区，患者进去还是要交住院费。

徐克沂：国家只免费抗病毒治疗，别的不免，患者还是要担负一定的费用。

主持人：时间关系，我们的访谈即将结束，我们从很多网友的问题里面看到，人们对艾滋病的知识了解还是不够，我们的宣传还需要进一步加强。无知才导致恐惧，恐惧导致歧视，从医生那儿学会什么叫歧视，我们如何避免歧视，普通人如何学会跟这些艾滋病患者和谐共处，对他们不是一种抗拒的心理，包括艾滋病患者不要持很悲观绝望的心理，我们刚才也说到艾滋病的治疗取得了很大的进步，希望大家一起努力遏制艾滋病。艾滋病不仅在 12 月 1 日艾滋病日的时候得到比较突出的媒体表现，即使在平时都能够看到许多媒体的报道宣传，只有这样艾滋病才能得到真正的遏制。访谈到此结束，感谢网友，感谢几位嘉宾做客搜狐帮助网友解答问题。

（四）医务人员反歧视　艾滋病零歧视从我做起

毫无疑问，医务人员应该在艾滋病的反歧视工作中起到带头作用，但遗憾的是，根据艾滋病患者反映，对艾滋病歧视最严重的地方是医院。WHO 的一项调查表明：在医疗服务中对艾滋病患者的歧视达到了惊人的程度，而更为严重的是医务人员对歧视普遍的否认和忽视。一项在非洲艾滋病流行区对 1000 名医务人员的调查表明，仍有 10% 的医务人员拒绝为艾滋病患者提供服务，40% 的医务人员认为艾滋病患者都有不轨行为。目前在我国医务人员中对艾滋病患者的歧视现象也普遍存在，但60% 以上的被调查者并未意识到这一点。

《健康报》2011 年 12 月 2 日报道"综合医院收治艾滋病患者很难吗？"说的是 30 岁的河北患者 XX 因颅脑外伤被收入北京一家急救中心抢救，同时进行 HIV 抗体检查发现 HIV 抗体阳性。急诊抢救手术后须进行颅脑外科手术。急救中心以此种手术不属于急救范围为由建议去其他医院治疗。辗转几家医院均被拒绝收治。最后转入佑安医院，由于佑安医院不具备这种手术条件，联系一家综合医院手术，该院医务人员嘱咐千万不要告诉别人，否则会引起医院患者及相关人员恐慌。

2009 年我们向 WHO 申请了北京市政府的项目，就是在医务人员当中反对对艾滋病患者的歧视。调查医务人员对艾滋病病毒（HIV）/艾滋病（AIDS）患者羞辱与歧视的认知现状，分析存在羞辱与歧视的原因，探讨如何减少和消除医务人员对

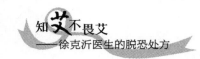
HIV/AIDS 患者羞辱与歧视的方法。通过个别访谈和小组访谈了解医务人员对 HIV/AIDS 患者羞辱与歧视的具体表现。采用不记名问卷的方法对 283 名医务人员进行了调查，进行了 AIDS 的预防及治疗、职业防护和如何认识羞辱与歧视等内容的培训，通过前后问卷比较进行效果评价。结果受训者对 AIDS 相关知识、职业防护意识和能力、对羞辱与歧视的认知有明显提高，但行为改变不明显。结论：在医务人员中对 HIV/AIDS 患者的羞辱与歧视广泛存在并被忽略，通过培训提高了医务人员对 HIV/AIDS 患者羞辱与歧视问题的认识及了解，教育培训是解决这一问题的可行的方法。

地坛医院提出"反对歧视 从我做起"。我们进行了 BBI（血源性感染）的全员教育，设置了完整的 BBI 消毒隔离，院内感染控制及暴露后预防工作流程。截至 2010 年，32 个科室共收治艾滋病患者 300 名，为感染者解决了妇产科、骨科、外科、肿瘤科、心内科、消化科、泌尿科、五官科手术问题。红丝带之家 HIV 志愿者可以在职工食堂进餐，可以和职工一起乘坐班车，已经基本上消除了对艾滋病的歧视。WHO 总干事说地坛医院在西太区起到了艾滋病零歧视的示范作用。

二、艾滋病抗病毒治疗是人类同艾滋病抗争的重要武器

艾滋病抗病毒治疗的出现使其临床相发生了根本性改变。

WHO 最新发布的治疗指南指出，艾滋病已经由一个 100% 死亡的疾病，变成可治疗的慢性疾病，艾滋病患者的生命预期值已接近正常人。同时艾滋病抗病毒治疗也推动了其他病毒性疾病的治疗。几十年前人们还认为病毒不过是引起感冒等疾病的无关紧要的病原，但随着 70 年代 Blumberg 发现澳大利亚抗原，乙型肝炎病毒确认，80 年代艾滋病的出现，进入 21 世纪 SARS 的暴发流行，病毒性疾病越来越受到重视，但相应的抗病毒治疗却明显滞后。由于病毒不同于细菌，不能独立生存，必须进入人体细胞，与细胞基因整合后才能进行繁殖。有效的抗病毒药物必须选择性地抑制病毒生长而不损伤人体细胞，这就给研制带来了极大困难。抗病毒药物终于在艾滋病的治疗方面取得重大突破。开创了人类病毒病治疗的新纪元。

1. 抗病毒治疗使 HIV 患者预后根本改观

目前的抗病毒治疗已经达到非常理想的程度。服药一个月病毒载量下降到原来的十分之一，服药 3 个月血液中病毒消失，理论上讲已经没有致病性和传染性了。目前接受抗病毒治疗的艾滋病患者，生命预期值已经达到正常人的水平。WHO 推出了一个治疗作为预防的计划，在尚无有效疫苗的情况下，在全世界普遍推行规范的抗病毒治疗就可能根除艾滋病。

艾滋病的病原治疗：抗 HIV 联合疗法（HIV Combination Therapy），又称高效抗逆转录病毒疗法（Highly Active Antiretroviral Therapy HAART），抗逆转录病毒疗法（Antiretroviral Therapy

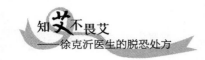

ART）是近年来艾滋病研究中最突出的进展。使艾滋病的管理由姑息治疗和临终关怀转变为积极的抗病毒治疗。

目前美国艾滋病患者中，接受治疗的人数已达90%，死亡率从1991—1995年的25%～35%下降为8.8%。20世纪90年代初期艾滋病是引起成人死亡的首要原因。1996年普遍推行抗HIV联合治疗后，已降低到第5位以下。

以往美国成年人的主要死亡原因为：①车祸，②癌症，③心脏病，④自杀。20世纪80年代，艾滋病出现并逐渐成为成年人死亡的重要原因，1994年艾滋病死亡率跃居第一位，占全年死亡人数的40%，达到了一个非常可怕的高度。1995年开始推行艾滋病抗病毒治疗，1996年，艾滋病的病死率直线下降，1997年已经低于10%，这显示出抗病毒治疗的卓越成果。

2. 治疗作为预防（TasP）

治疗作为预防（TasP）是WHO提出的创新性传染病预防政策。WHO的专家在非洲一个30万人的封闭地区进行了一项研究，所有居民定期进行艾滋病检测，所有检测出的患者都进行抗病毒治疗，3年以后几乎没有新发病例。通过推算，如果全世界都能照此办理，15年后将消灭艾滋病。这在理论上讲是可行的。TasP可能是根除艾滋传播的关键一环，即降低体内HIV水平，为他人提供保护。它的依据是通过治疗艾滋病来抑制病毒载量，从而有效降低HIV传播风险。艾滋病病毒感染者按规定接受抗病毒治疗后，如果体内的艾滋病病毒载量水平6

个月以上维持在检测不出的水平，艾滋病病毒就不会通过性接触传播方式传播，简称"持续检测不出"等于"不具有传染性"（Undetectable equals Untransmittable，"U=U"）。

新南威尔士大学的 Denton Callander 博士，调查了 10 万多名男男性行为者的 10 年临床数据，该研究是首次在人口水平上分析 TasP。他说："我们发现，随着时间推移，艾滋病病毒抑制增强，艾滋病感染率下降。艾滋病治疗成功的人数每增加一个百分点，新感染人数就会减少 5 个百分点，这说明治疗即预防（TasP）确实是一项强有力的公共卫生措施。在研究过程中，新南威尔士和维多利亚州推出了一系列其他艾滋病预防措施，如引进 PrEP———一种防止艾滋病病毒阴性群体感染 HIV 的药物。"Callander 博士说："澳大利亚想成为全球首批根除艾滋病病毒传播的国家。我们的研究表明，对艾滋病治疗的投入是根除艾滋病的关键一环，特别是和 PrEP 一起。"

在过去十年中，新南威尔士和维多利亚州政府、医院、社区组织努力取消抗病毒处方限制，使社区药房能分发药物，降低患者治疗成本，并宣传早期和持续治疗的好处。现在，该研究已证明 TasP 是一种有效的艾滋病预防措施：用降低体内艾滋病病毒水平的方法，为他人提供保护，同时减缓艾滋病病情进展。TasP 是最有效预防艾滋病病毒传播的方法，但目前未被充分利用。

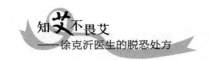

当前主要实施暴露后预防（Post-exposure Prophylaxis，PEP）和暴露前预防（Pre-exposure Prophylaxis，PrEP）。大家对暴露后预防比较熟悉。暴露后预防是指发生高危暴露后的 72 小时内，通过服用抗病毒药物及时阻止 HIV 病毒感染的预防措施，在医务人员职业暴露中广泛应用。

暴露后阻断的原理

人在刚感染艾滋病病毒的 24 小时内，感染仅局限于暴露部位（如肛门直肠黏膜、阴茎、阴道等）皮肤黏膜组织的树突状细胞或巨噬细胞等细胞内，如果没有有效地控制艾滋病病毒，之后的 24 到 48 小时，病毒会随着感染细胞一起转移到周围的淋巴结组织，进而通过人体的血液循环系统扩散到全身，这个过程持续时间一般为 72 小时。

如果在暴露后 72 小时内，通过及时有效的抗病毒治疗，阻断艾滋病病毒的复制，将病毒的感染限制在最初感染的局部暴露组织处，通过人体的免疫系统识别和杀死感染细胞，就可能会阻止艾滋病病毒扩散到全身，从而阻断艾滋病病毒的感染。

常用的 PEP 阻断药物

一般来说，阻断药和艾滋病患者进行抗逆转录治疗的药物大同小异，但是并不是所有的抗逆转录治疗药物都可以用来阻断，目前世界卫生组织和美国疾病与预防控制中心（CDC）推荐的方案是：替诺福韦 + 恩曲他滨（或拉米夫定）+ 多替拉韦（或拉替拉韦）。

对应药物分别有以下几种：

舒发泰（替诺福韦 + 恩曲他滨二合一的复合制剂）；

太斗（替诺福韦 + 拉米夫定，是二合一的复合制剂）；

特威凯（成分是多替拉韦）；

艾生特（拉替拉韦）。

艾滋病阻断药一般采用三连阻断，因此 PEP 常用的药物组合是：①舒发泰 + 特威凯；②太斗 + 特威凯；③舒发泰 + 艾生特；④太斗 + 艾生特。

以上组合，用法用量均不同，要注意遵医嘱使用。

PEP 常用药物的不良反应

替诺福韦的常见不良反应包括：①肾脏毒性；②消化道不适，如恶心、呕吐、腹泻等；③代谢异常，脂肪分布异常，酸中毒和肝脂肪变性。

恩曲他滨的常见不良反应有：腹泻、恶心、头痛。

拉米夫定的常见不良反应有：头痛、恶心、腹泻等轻微症状。

拉替拉韦的常见不良反应有：腹泻、恶心、头痛、发热，腹痛、乏力、肝肾损害等。

多替拉韦的常见不良反应有：恶心、腹泻、呕吐、皮疹、瘙痒、疲乏及失眠、头痛、头晕、多梦、抑郁等神经系统症状。

暴露前预防

PrEP 适用于 HIV-1 阴性的高暴露风险人群，在发生高危行为前就开始服药，进行事前预防。坚持正确使用 PrEP，预防

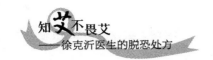

HIV 感染的有效性高达 99%。其机制简单来说就是 PrEP 可通过维持高暴露风险人群体内的抗病毒药物水平发挥预防 HIV 感染的作用。全球已有多项临床试验研究结果显示，在 HIV 高暴露风险人群中开展 PrEP，可在公共卫生层面有效遏制 HIV 的传播。WHO 于 2015 年发布指南，建议在 HIV 发病率超过 3/100 人年的地区提供 PrEP 有成本效益，在发病率低的地方也可能同样适用。

　　HPTN 052 研究是一项全球性、多中心、Ⅲ期随机对照临床试验，目的是确定 ART 是否可预防 HIV-1 血清不一致的夫妇中 HIV-1 的传播。试验从 2005 年开始进行，研究人员共纳入了来自巴西、印度、肯尼亚、马拉维、南非、泰国、美国等 9 个国家 13 个地区的 1763 对伴侣，其中 97% 的伴侣为异性恋。研究人员将这些伴侣中的 HIV 感染者随机分成了两组：立即治疗组和延迟治疗组。其中被分到立即治疗组中的 HIV 感染者需要立即接受 ART 治疗；而延迟治疗组中，感染了 HIV 的伴侣则需要等待其 CD4+T 细胞计数低于 250 个 /μL 时才接受 ART 治疗。六年后，在意大利罗马，研究人员公布了这项具有里程碑意义的临床试验的中期分析结果。结果显示，与延迟治疗组相比，立即治疗组中的感染方将 HIV 传播给未感染伴侣的概率足足降低了 96%，这是史无前例的。这项研究是人类第一次用临床研究证明，在血清不一致的夫妇中，早期抗反转录病毒治疗对 HIV-1 感染者及其未受感染的性伴侣都有临床益处。也给治疗 HIV 带来了一个新理念，即让感染者尽早接受治疗，其实可以当作是一种非常有效的预防 HIV 传播的方式，而这也就是治疗即预防（treatment is prevention，TasP）。

三、向零艾滋迈进

2011 年 12 月 1 日，WHO 提出了向"零"艾滋迈进的战斗口号。Getting to Zero——zero new HIV Infections，zero AIDS –related deaths and zero HIV discrimination. 行动起来，向"零"艾滋迈进。这是一个在联合国旗帜下全人类的光明计划，代表着人类的未来。人们摈弃了政治文化差异，在艾滋病战线上共同抗争。世卫组织、全球基金和联合国艾滋病规划署都制定了全球艾滋病病毒战略，这些战略与可持续发展目标（SDG）的具体目标 3.3（到 2030 年终结艾滋病毒流行）相一致。

为了实现这一目标，95% 的艾滋病病毒感染者（PLHIV）应该得到诊断，其中 95% 的人应该接受挽救生命的抗逆转录病毒疗法（ART），95% 的艾滋病病毒感染者病毒载量应该得到抑制，这样才能减少艾滋病病毒的继续传播。

向"零"艾滋迈进有三个具体内容。

第一是"零"艾滋病相关死亡。未经治疗的艾滋病患者死亡率是 100%，这是一个令人十分恐怖的数字，在人类疾病中只有狂犬病如此险恶。地坛医院 2000 年前收治的 500 个患者已经全部死亡，因为那时候没有抗病毒治疗。而接受抗病毒治疗的艾滋病患者已接近零死亡。2010年地坛医院门诊收治2000余名患者，当年3人死亡，而且死亡原因并不是艾滋病本身，死因一例是心脏病、一例是乙型肝炎、一例是肾脏病，死亡率为0.15%。

第二是"零"艾滋病新发病例。在某些特定人群已经实现了零新发感染。目前最成功的是母婴阻断，当患艾滋病的母亲准备怀孕时开始持续治疗，当血液病毒载量下降到"零"以后开始怀孕，孩子出生后再服药一个月预防，阻断率几乎达100%。地坛医院2010年为67个母亲进行了阻断，其中对60个持续追踪，100%阻断成功，另外6个失访。目前世界上已经有白俄罗斯、泰国等4个国家实现了"零"艾滋病新生儿感染、"零"艾滋病职业暴露感染。暴露后使用抗病毒药物（PEP）使其成为可能，这给了业务工作者极大的安全感，近年来国内外有多篇职业暴露的报道，PEP后没有一例发生感染。

第三是"零"歧视。1981年艾滋病首次在美国被发现和确认以来，它以惊人的速度在全世界蔓延。艾滋病的流行不仅危及人类的生命和健康，成为有史以来人类所面临的最严重的公共卫生问题之一，而且还引发了一系列社会矛盾，演变成为影响社会稳定、阻碍社会进步的严重社会问题。在艾滋病的预防控制工作中，向艾滋病病毒感染者和艾滋病患者提供关怀和支持，消除社会对艾滋病病毒感染者和艾滋病患者的羞辱与歧视，为他们创造一个良好的生存环境是控制艾滋病进一步传播的有效策略之一。由于社会公众对艾滋病认识的缺乏，对艾滋病病毒感染者和艾滋病患者的羞辱与歧视现象还不同程度地存在着。更令人遗憾的是，这些现象在医疗场所也时有发生。消除对艾滋病病毒感染者和艾滋病患者的歧视是一项长期而艰巨的任务。需要社会的各个方面和每一个社会成员共同做出努力。作为医务工作者，我们承担着义不容辞的责任。我们呼吁更多医务人员，积极行动起来，从我做起。

反歧视是实现"零"艾滋的前提。由于社会上对艾滋病误解、恐惧和歧视普遍存在。大量感染者因为害怕被歧视而不去检查，这些隐蔽的感染者是无法接受到任何防治措施的。2014年2月28日，联合国副秘书长、联合国艾滋病规划署执行主任西迪贝在北京宣布，3月1日将启动首个世界"艾滋病零歧视日"。"零"歧视的提出，不仅有利于帮助艾滋病患者走出自我封闭的困境，减轻其心理压力，也对艾滋病的治疗防护工作，有着广泛而深远的积极意义。

附 录

附录 1　地坛医院艾滋病疑病症诊断及治疗草案

艾滋病疑病症属继发性疑病症，是在有明显诱因或躯体疾病的基础上伴发的疑病状态。

[定义]

艾滋病疑病症是由于发生高危行为后，并未感染 HIV，伴有或不伴有某些相关症状而深信自己患有艾滋病，经常诉述与实际健康状况不符的不适。四处求医，迫切要求治疗，解释无效，而终日紧张。

[辅助检查]

1. HIV 抗体检查呈阴性。

2. 免疫功能测定 CD4 。

3. 汉密顿焦虑量表和汉密顿抑郁量表评定焦虑和抑郁程度。

[诊断及鉴别诊断]

1.诊断依据：

（1）有艾滋病感染的诱因或有高危行为史。

（2）通过交谈与观察发现其有心理障碍。

（3）抗体检测呈阴性。

2.症状分级：

轻度：轻度焦虑抑郁者，无躯体症状，能正常工作，空闲时间只关注艾滋病的信息，上网或电话查询。

中度：中度焦虑抑郁者，伴有不同程度的躯体症状，有时能正常工作，四处求医，做各种身体检查，全身乏力，食欲下降，体重减轻，不敢就医，不敢接受抗体检测。

重度：重度焦虑抑郁者，伴有明显的躯体障碍，不能正常工作或终日卧床不起，有自杀倾向，也可有免疫功能紊乱。

3.鉴别诊断：与脑器质性、中毒性、功能性精神病及抑郁性精神病相鉴别。

[治疗]

1.治疗原则：以心理治疗为主，药物为辅。心理治疗以支持疗法，认知疗法为主，适当干预。

2.治疗方法及目标：

心理治疗的重点在于满足患者的关心需要，尽量给予安全感、依赖感，对患者进行支持、保证、解释甚为重要。要耐心，注意倾听患者的叙述；仔细谨慎地查阅各种理化检查，不要急

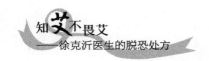

于向患者解释其症状的"不合理性",更不能说其无病。要给予适当的保证,如"你的情况经过一段时间的治疗会好的",这种解释、保证往往在短时间内有效,但不持久,很快会反复。医生要耐心、反复、坚定、自信、持续不断地给予解释和保证,方可起到叠加作用。

(1)缓解焦虑抑郁情绪

初期主要依靠药物,对患者讲明用药的目的,药物的作用及不良反应,使患者接受并坚持配合治疗。抑郁明显者可给予怡诺思 75mg/ 日,百忧解 20mg/ 日。焦虑明显者可给罗拉 0.5mg/ 日。

(2)进一步减轻或消除焦虑抑郁情绪

焦虑、抑郁者遵医嘱性较差,要使患者认识到自己思维的不合理性,需要一定时间,首先要取得患者的信任,有时需要等某种躯体症状缓解或消除,这种信任才能建立。缓解躯体症状可用支持疗法、免疫促进剂、维生素。

(3)对于艾滋病知识缺乏者,给予知识方面的指导。

附录 2　世界卫生组织艾滋病咨询指南

世界卫生组织对艾滋病咨询的定义是:咨询是求询者和咨询者之间在保密情况下的谈话,目的是使求询者能够应付艾滋病病毒带来的紧张压力,能做出自己个人的决定。咨询过程应包括对个人感染危险的评价并帮助其实施预防行为。实际上就是运用心理学的方法和技巧，将艾滋病的相关知识正确地传达给求询者，以帮助他们缓解艾滋病给其带来的影响，并且采取相应的预防措施。

艾滋病咨询的目的

艾滋病咨询是运用心理学的方法和技巧，通过人际沟通，建立良好的信任关系，给患者帮助和指导，使患者能倾诉内心的困扰、想法和情感，获得帮助与支持，减轻心理压力，提高应对挫折和不幸的能力，适应自己生活中发生的各种变化，能够自己面对和处理自己人生中的问题，自强自立。艾滋病咨询直接体现为提供帮助。由于每个人背景、个性和行为方式等各不相同，艾滋病咨询的方法也不相同。无论文化和环境背景有何不同，采取的咨询模式有何不同，预防艾滋病病毒感染以及向已经感染者提供帮助的目标是同样的。总之就是要：①减少艾滋病对个人、家庭及社会的影响。②预防艾滋病病毒感染与传播。

要想实现减少艾滋病影响的目的就要实施支持帮助；要想实现预防的目的，就要进行行为改变的教育。所以，预防和支持帮助是相互紧密联系、相互补充的。在艾滋病咨询中如果没有真正的支持和帮助，预防是不可能实现的。当预防知识真正符合个人需要的时候，人们才能接受。艾滋病咨询从个人需要入手，首先提供给他们新的知识。当人们认识到这些知识对他们的重要性，并做出改变他们的行为方式的决定时，艾滋病咨

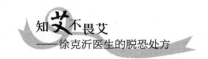

询就是要提供心理方面的支持帮助，增强他们的个人责任感，帮助他们实施行为改变的决定，减少感染的危险和疾病问题对他们本人、家庭的影响。因此，帮助人们建立起改变行为方式的信息是艾滋病咨询内容中的一个组成部分。同时，咨询工作着眼于增强求询者的自我决策能力，改善他们的家庭和社会关系，并通过为艾滋病病毒感染者的家庭和朋友等有关人员提供支持帮助，而使这些人能关心和鼓励感染者，形成预防艾滋病的社会支持网络。从关怀帮助到行为改变，最后达到疾病预防的目的，这就是艾滋病咨询的目的和实质。从医疗服务的需求和利用方面看，艾滋病咨询还可以增加人们对医疗卫生服务的需求，增加对卫生资源的利用，从而更好地使医疗卫生服务于艾滋病感染者和艾滋病患者。

咨询和治疗中要遵循的原则

1. 尊重的原则

尊重是人的基本需要：不管 HIV 感染者有什么样的教育背景、生活经历和行为，不管他们的道德标准与我们有多大差距，他们都是和我们一样有血有肉、有感情、有体验的人，和我们一样有自尊和受到别人尊重的需要，而患者在整个病程中，都有可能承受来自家庭、社会和个人心理的压力，会对他人产生怀疑和不信任的态度，自己也会变得焦虑、抑郁或孤独、自责等，因此我们要对他们采取一视同仁的平等的态度，接受、理解、与他们共情，努力体验他们的精神世界，对他们所提的问题重视并严肃对待，不把自己的好恶、道德标准强加于人，在咨询中如发现患者提供的信息含有矛盾或不实之处，也不应责怪、不悦或歧视、指责，更不应表露出不信任的态度，应予以信任、鼓励和支持，进行真诚的交流与排解，建立良好的信任关系，只要打消他们的顾虑，建立信任，获得可靠的信息，解决存在的问题并不难。建立信任是咨询的基础和保障。

2. 不评判的原则

不对患者的行为进行道德评判：对感染者过去、现在和将来可能的行为、观点以及所表达的情感，不进行道德评判。不追究高危行为的动机，而只关注感受和需要。在患者中没有好人和坏人之分，只有病人和健康人之别。谈话应集中关注其现在的感受与需要，针对问题提供有关的信息和知识，以便让患者自己做出选择或决定。坚持不评判的原则，可以使患者在没有外来评判压力的担忧下，充分思考自己的行为和讨论改变的问题。不评判原则的做法是：①不对某种行为贴标签；②不对感染者的行为和观点下对与错的结论；③不使用评判的语言。

3. 启发 / 自我决策原则

患者在寻求医疗帮助时，习惯于执行医生的医嘱，医生也习惯于给予患者指导，通常患者会问："我该怎么办？""我这么做行吗？"医生会答："你应该……""可以或不可以"。咨询不是下医嘱，不是告诉患者该怎么做、替他拿主意，而是要帮助患者分析多种因素，提供各种选择的可能，让患者自己做出选

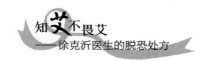
择或决定。

4. 保密的原则

保密是艾滋病咨询与干预中的重要原则，也是伦理学的重要原则。它是能使感染者畅所欲言的基础，是对感染者人格及隐私权的最大尊重，也是帮助的必要前提。只有做好保密工作，感染者才能感到安全，才敢谈出自己未向任何人泄露的内心隐私，此外，感染者的个人的隐私权受法律保护，随意泄露感染者的私人秘密，不仅违背职业道德，要受舆论谴责，而且要负法律责任。《中华人民共和国传染病防治法》和《艾滋病检测管理的若干规定》第二十一条的要求："任何单位和个人不得歧视艾滋病病人、病毒感染者及其家属。不得将患者和感染者的姓名、住址等有关情况公布或传播。"尊重求询者的个人隐私权。

5. 坚持职业关系

在咨询与干预中，能够得到患者信任是非常重要的，而这种信任关系是建立在职业医患关系的基础上，超越了这种关系信任很难建立。坚持职业关系是指：对患者不应超越职业的关系，坚持职业操守，避免个人情感和利益的卷入。应避免询问与帮助过程无关的事件，有时可能咨询者对某事很感兴趣，而患者正好掌握有关信息，咨询者也应恪守职业道德，明确咨询过程是为了使患者获益，而不是使咨询者扩大其信息库。有些患者为了使咨询者对自己尽心尽力或出于感激之情，甚至由于积极的移情产生，很愿意为咨询者做些事情以表心意。在这种情况下，咨询者不应利用患者的这种心情为自己谋取个人私利。咨询者一旦这样做了必然会影响其患者的治疗，因为咨询者此时难以保持其对患者问题的客观的判断和分析。这不仅会影响患者的利益，也会使心理咨询的名誉因此而受到损害。

附录 3 WHO 2023 年最新的 HIV 公示材料（英文原文）

HIV and AIDS

13 July 2023

Key facts

- HIV remains a major global public health issue, having claimed 40.4 million (32.9–51.3 million) lives so far with ongoing transmission in all countries globally; with some countries reporting increasing trends in new infections when previously on the decline.

- There were an estimated 39.0 million (33.1–45.7 million) people living with HIV at the end of 2022, two thirds of whom（25.6 million）are in the WHO African Region.

- In 2022, 630 000 [480 000–880 000] people died from HIV-related causes and 1.3 million (1.0–1.7 million) people acquired HIV.

- There is no cure for HIV infection. However, with access to

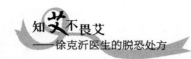
effective HIV prevention, diagnosis, treatment and care, including for opportunistic infections, HIV infection has become a manageable chronic health condition, enabling people living with HIV to lead long and healthy lives.

- WHO, the Global Fund and UNAIDS all have global HIV strategies that are aligned with the SDG target 3.3 of ending the HIV epidemic by 2030.

- By 2025, 95% of all people living with HIV (PLHIV) should have a diagnosis, 95% of those should be taking lifesaving antiretroviral treatment (ART) and 95% of PLHIV on treatment should achieve a suppressed viral load for the benefit of the person's health and for reducing onward HIV transmission. In 2022, these percentages were 86% (73%–98%), 89% (75%–98%) and 93% (79%–98%), respectively.

- When considering all people living with HIV, 86% (73%–98%) knew their status, 76% (65%–89%) were receiving antiretroviral therapy and 71% (60%–83%) had suppressed viral loads.

Overview

Human immunodeficiency virus (HIV) is an infection that attacks the body's immune system. Acquired immunodeficiency syndrome

(AIDS) is the most advanced stage of the disease.

HIV targets the body's white blood cells, weakening the immune system. This makes it easier to get sick with diseases like tuberculosis, infections and some cancers.

HIV is spread from the body fluids of an infected person, including blood, breast milk, semen and vaginal fluids. It is not spread by kisses, hugs or sharing food. It can also spread from a mother to her baby.

HIV can be treated and prevented with antiretroviral therapy(ART). Untreated HIV can progress to AIDS, often after many years.

WHO now defines Advanced HIV Disease (AHD) as CD4 cell count less than 200cells/mm3 or WHO stage 3 or 4 in adults and adolescents. All children with HIV younger than 5 years of age are considered to have advanced HIV disease.

Signs and symptoms

The symptoms of HIV vary depending on the stage of infection.

The disease spreads more easily in the first few months after a person is infected, but many are unaware of their status until the later stages. In the first few weeks after being infected people may

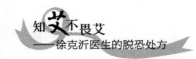

not experience symptoms. Others may have an influenza-like illness including:

- fever
- headache
- rash
- sore throat.

The infection progressively weakens the immune system. This can cause other signs and symptoms:

- swollen lymph nodes
- weight loss
- fever
- diarrhoea
- cough.

Without treatment, people with HIV infection can also develop severe illnesses:

- tuberculosis (TB)
- cryptococcal meningitis
- severe bacterial infections
- cancers such as lymphomas and Kaposi's sarcoma.

HIV causes other infections to get worse, such as hepatitis C, hepatitis B and mpox.

Transmission

HIV can be transmitted via the exchange of a variety of body fluids from people living with HIV, such as blood, breast milk, semen and vaginal secretions. HIV can also be transmitted during pregnancy and delivery to the child. People cannot become infected through ordinary day-to-day contact such as kissing, hugging, shaking hands, or sharing personal objects, food or water.

It is important to note that people with HIV who are taking ART and have an undetectable viral load do not transmit HIV to their sexual partners. Early access to ART and support to remain on treatment is therefore critical not only to improve the health of people with HIV but also to prevent HIV transmission.

Risk factors

Behaviours and conditions that put people at greater risk of contracting HIV include:

- having condomless anal or vaginal sex;
- having another sexually transmitted infection (STI) such as

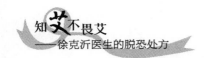

syphilis, herpes, chlamydia, gonorrhoea and bacterial vaginosis;

- engaging in harmful use of alcohol and drugs in the context of sexual behaviour;
- sharing contaminated needles, syringes and other injecting equipment and drug solutions when injecting drugs;
- receiving unsafe injections, blood transfusions and tissue transplantation, and medical procedures that involve unsterile cutting or piercing;
- experiencing accidental needle stick injuries, including among health workers.

Diagnosis

HIV can be diagnosed through rapid diagnostic tests that provide same-day results. This greatly facilitates early diagnosis and linkage with treatment and prevention. People can also use HIV self-tests to test themselves. However, no single test can provide a full HIV positive diagnosis; confirmatory testing is required, conducted by a qualified and trained health or community worker at a community centre or clinic. HIV infection can be detected with great accuracy using WHO prequalified tests within a nationally approved testing strategy and algorithm.

Most widely used HIV diagnostic tests detect antibodies produced by the person as part of their immune response to fight HIV. In most cases, people develop antibodies to HIV within 28 days of infection. During this time, people are in the so-called window period when they have low levels of antibodies which cannot be detected by many rapid tests, but may transmit HIV to others. People who have had a recent high-risk exposure and test negative can have a further test after 28 days.

Following a positive diagnosis, people should be retested before they are enrolled in treatment and care to rule out any potential testing or reporting error. While testing for adolescents and adults has been made simple and efficient, this is not the case for babies born to HIV-positive mothers. For children less than 18 months of age, rapid antibody testing is not sufficient to identify HIV infection – virological testing must be provided as early as birth or at 6 weeks of age. New technologies are now available to perform this test at the point of care and enable same-day results, which will accelerate appropriate linkage with treatment and care.

Prevention

HIV is a preventable disease.

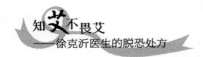

Reduce the risk of HIV infection by:

- using a male or female condom during sex
- being tested for HIV and sexually transmitted infections
- having a voluntary medical male circumcision
- using harm reduction services for people who inject and use drugs.

Doctors may suggest medicines and medical devices to help prevent HIV, including:

- antiretroviral drugs (ARVs), including oral PrEP and long acting products
- dapivirine vaginal rings
- injectable long acting cabotegravir.

ARVs can also be used to prevent mothers from passing HIV to their children.

People taking antiretroviral therapy (ART) and who have no evidence of virus in the blood will not pass HIV to their sexual partners. Access to testing and ART is an important part of preventing HIV.

Treatment

There is no cure for HIV infection. It is treated with antiretroviral drugs, which stop the virus from replicating in the body.

Current antiretroviral therapy (ART) does not cure HIV infection but allows a person's immune system to get stronger. This helps them to fight other infections.

Currently, ART must be taken every day for the rest of a person's life.

ART lowers the amount of the virus in a person's body. This stops symptoms and allows people to live a full and healthy life. People living with HIV who are taking ART and who have no evidence of virus in the blood will not spread the virus to their sexual partners.

Pregnant women with HIV should have access to and take ART as soon as possible. This protects the health of the mother and will help prevent HIV from passing to the fetus before birth, or to the baby through breast milk.

Antiretroviral drugs given to people without HIV can prevent the disease.

When given before possible exposures to HIV it is called pre-

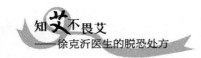

exposure prophylaxis（PrEP）and when given after an exposure it is called post-exposure prophylaxis（PEP）. People can use PrEP or PEP when the risk of contracting HIV is high; people should seek advice from a clinician when thinking about using PrEP or PEP.

Advanced HIV disease remains a persistent problem in the HIV response. WHO is supporting countries to implement the advanced HIV disease package of care to reduce illness and death. Newer HIV medicines and short course treatments for opportunistic infections like cryptococcal meningitis are being developed that may change the way people take ART and prevention medicines, including access to injectable formulations, in the future.

More information on HIV treatments.

WHO response

Global health sector strategies on, respectively, HIV, viral hepatitis, and sexually transmitted infections for the period 2022–2030（GHSSs）guide the health sector in implementing strategically focused responses to achieve the goals of ending AIDS, viral hepatitis B and C and sexually transmitted infections by 2030.

The GHSS recommend shared and disease-specific country actions supported by actions by WHO and partners. They consider the epidemiological, technological, and contextual shifts of previous years, foster learnings across the disease areas, and create opportunities to leverage innovations and new knowledge for effective responses to the diseases. They call for a precise focus to reach the people most affected and at risk for each disease that addresses inequities. They promote synergies under a universal health coverage and primary health care framework and contribute to achieving the goals of the 2030 Agenda for Sustainable Development.

附录 4　WHO 2023 年最新 HIV 公示材料（中文翻译版）

2023 年 4 月 19 日

重要事实

艾滋病病毒感染仍然是一个重大的全球公共卫生问题，迄今已夺去 4010 万人的生命；目前在全球所有国家仍呈持续传播状态，一些之前呈下降趋势国家的新发感染重回上升趋势。

截至 2021 年底，现存 3840 万艾滋病病毒感染者，其中三分之二（2560 万）在非洲。

2021 年，有 65 万人死于艾滋病病毒感染，150 万人新感染艾滋病病毒。

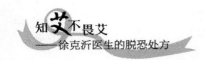

目前艾滋病病毒感染并无治愈方法。然而，随着人们获得有效的艾滋病病毒感染预防、诊断、治疗和护理措施，包括针对机会性感染的措施，艾滋病病毒感染已成为一种可管理的慢性疾病，艾滋病病毒感染者能够过上接近正常人的健康长寿的生活。

世卫组织、全球基金和联合国艾滋病规划署都制定了全球艾滋病病毒战略，这些战略与可持续发展目标（SDG）的具体目标 3.3（到 2030 年终结艾滋病毒流行）相一致。

为了实现这一目标，95% 的艾滋病毒感染者（PLHIV）应该得到诊断，其中 95% 的人应该接受挽救生命的抗逆转录病毒疗法（ART），95% 的艾滋病毒感染者病毒载量应该得到抑制，这样才能减少艾滋病毒的继续传播。

概述

人类免疫缺陷病毒（艾滋病病毒）是一种攻击人体免疫系统的感染。获得性免疫缺陷综合征（艾滋病）是该疾病的最晚期。

艾滋病病毒以人体的白细胞为目标，削弱免疫系统。这使得感染者更容易患上肺结核、感染和某些癌症等疾病。

艾滋病病毒经由感染者的体液传播，包括血液、母乳、精液和阴道液。它不会通过亲吻、拥抱或分享食物来传播。它也可以由母亲传播给婴儿。

艾滋病病毒可以通过抗逆转录病毒疗法（ART）进行治疗和预防。未经治疗的艾滋病病毒感染通常会在多年后发展成艾滋病。

世卫组织现在将晚期艾滋病定义为成人和青少年的 CD4 细胞计数低于 200 个细胞 /mm^3 或世卫组织第 3 期或第 4 期。所有 5 岁以下的艾滋病病毒感染儿童都被认为患有晚期艾滋病。

体征和症状

艾滋病病毒感染症状视感染阶段而异。

在感染后的最初几个月里，该疾病更容易传播，但许多人直到后期才意识到自身状况。在感染后的最初几周内，人们可能不会出现症状。有些人可能出现流感样症状，包括：发烧、头痛、皮疹、咽痛。

感染逐渐削弱免疫系统。在潜伏期可能会导致其他体征和症状：淋巴结肿大、体重减轻、发烧、腹泻、咳嗽。

如果不进行治疗，艾滋病病毒感染晚期可能患上其他严重疾病：结核病（TB）、隐球菌性脑膜炎、重度细菌感染、淋巴瘤和卡波西肉瘤等癌症。

艾滋病病毒会导致其他感染的恶化，如丙型肝炎、乙型肝炎和猴痘。

传播

艾滋病病毒可通过与艾滋病病毒感染者发生血液、乳汁、精液和阴道分泌物等各类体液交换而传播。怀孕和分娩期间也可能将艾滋病病毒传播给胎儿。亲吻、拥抱、握手或共用个人物品、食物或水等一般日常接触不会使人们受到感染。

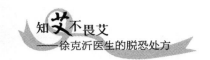

值得注意的是，正在接受抗逆转录病毒药物治疗且病毒得到抑制的艾滋病病毒携带者不会将艾滋病病毒传给其性伴侣。因此，及早向艾滋病病毒感染者提供抗逆转录病毒药物及支持以使之坚持治疗，这不仅对于改善其自身健康，而且对于预防艾滋病病毒传播都是至关重要的。

风险因素

可能使人们感染艾滋病病毒的一些高危行为和情况有：

发生无安全套保护的肛交或阴道性交；

患有其他性传播感染（STI），如梅毒、疱疹、衣原体、淋病和细菌性阴道炎等；

在性行为背景下有害使用酒精和药物；

在注射吸毒时共用受到污染的针头、注射器和其他注射器具以及药品溶液；

接受不安全的注射、输血、组织移植以及未充分消毒的切割或穿刺医疗操作；以及包括卫生工作者在内的人不慎被针具刺伤。

诊断

艾滋病病毒感染可以通过快速诊断检测法进行诊断，当天即可获得检测结果。这大大促进了早期诊断以及与治疗和护理措施的对接。人们也可进行自我检测。然而，任何单一检测都不能提供完整的艾滋病病毒感染阳性诊断；需要在社区中心或诊所由合格且经过培训的卫生或社区工作者进行确认检测。在国家批准的检测策略和算法中使用世卫组织认证的检测方法，可以十分准确地发现艾滋病病毒感染的状况。抗体检测是最广泛使用的诊断检测法，可发现人体在对艾滋病病毒做出免疫应答的过程中所产生的抗体。在多数情况下，人们会在感染后28天内产生艾滋病病毒抗体。在这段时间内，人们会经历所谓的"窗口期"——此时他们可能没有艾滋病病毒感染的体征，但可能将艾滋病病毒传染给他人。被诊断为病毒阳性的人员在加入治疗和护理方案之前应当再次检测，以排除任何潜在的检测或报告错误。

虽然对青少年和成年人的检测已经变得简单有效，但对艾滋病病毒阳性母亲所生的婴儿却并非如此。由于母亲的 HIV 抗体可以在婴儿体内存在 18 个月之久，抗体检测并不足以发现艾滋病病毒感染，因而必须在出生时或 6 周龄时进行病毒学检测。现在可通过新技术在治疗点开展这种检测，并可在当日获得结果，这将加快与治疗和护理之间的适当对接。

预防

艾滋病是可预防的疾病。

通过以下方式降低艾滋病病毒感染风险：性交时使用男用或女用避孕套；进行艾滋病病毒和性传播感染检测；进行男性自愿医疗包皮环切术；注射和使用毒品者使用减少危害服务。

医生可能建议使用药物和医疗设备来帮助预防艾滋病病毒感染，包括：

- 抗逆转录病毒药物（ARV），包括口服暴露前预防用药（PrEP）和长效产品；
- 达皮韦林阴道环注射用长效卡博特韦。

抗逆转录病毒药物还可用于防止母亲将艾滋病病毒传染给子女。

正在接受抗逆转录病毒治疗（ART）且病毒载量为零的人不会将艾滋病病毒传染给他们的性伴侣。抗逆转录病毒治疗是预防艾滋病病毒感染的重要组成部分。

治疗

针对艾滋病病毒感染并无治愈方法。它使用抗逆转录病毒药物治疗，阻止该病毒在体内复制。

目前的抗逆转录病毒疗法（ART）不能治愈艾滋病病毒感染，但可以使人体的免疫系统变得更强大。这有助于他们对抗其他感染。

目前，抗逆转录病毒疗法必须终身用药。

抗逆转录病毒疗法可降低人体内病毒的数量。这可以阻止症状，让人们过上完整和健康的生活。正在接受抗逆转录病毒治疗且没有证据显示其血液中存在病毒的人不会将艾滋病病毒传染给他们的性伴侣。

感染艾滋病病毒的孕妇应尽快获得并接受抗逆转录病毒疗法。这可以保护母亲的健康，并有助于防止将艾滋病病毒在产前传染给胎儿，或通过母乳传染给婴儿。

高危人群服用抗逆转录病毒药物可以预防这种疾病。

该药物在可能暴露于艾滋病病毒之前给予时称为暴露前预防用药（PrEP），在暴露后给予时称为暴露后预防（PEP）。当感染艾滋病病毒的风险很高时，人们可以使用暴露前预防用药或暴露后预防；人们在考虑使用暴露前预防用药或暴露后预防时应寻求临床医生的建议。

晚期艾滋病仍然是艾滋病病毒应对工作中长期存在的问题。世卫组织正在支持各国实施晚期艾滋病一揽子治疗计划以减少疾病和死亡。正在针对隐球菌性脑膜炎等机会性感染开发更新的抗艾滋病病毒药物和短期疗法，这可能会改变未来人们接受抗逆转录病毒疗法和预防药物的方式，包括获得可注射制剂的方式。

世卫组织的应对

2022—2030 年，全球卫生部门分别关于艾滋病病毒、病毒性肝炎和性传播感染的战略（GHSSs）指导卫生部门实施有战略侧重的应对措施，以实现到 2030 年终结艾滋病、乙型和丙型病毒性肝炎以及性传播感染的目标。

GHSS 建议在世卫组织和合作伙伴行动的支持下，采取共同的和针对特定疾病的国家行动。这些战略考虑到前几年的流行病学、技术和背景变化，促进各疾病领域之间相互学习，并创造机会以利用创新和新知识有效应对这些疾病。它们要求准确地聚焦于受每种疾病影响最大和风险最大的人群，以解决不公平问题。它们在全民健康覆盖和初级卫生保健框架下促进协同作用，并有助于实现 2030 年可持续发展议程的具体目标。

文件的评论

这是目前世界上最新、最权威的艾滋病指南。我自己曾经是世界卫生组织的艾滋病专家，参加过多个相关文件的制定，可以负责任地告诉大家，这个文件的每一句话都是符合循证原则，都是可以信任的。世卫组织自 2008 年开始使用 GRADE 方法，循证医学 Evidence-Based Medicine 原则，核心思想是"任何医疗卫生方案、决策的确定都应遵循客观的临床科学研究产生的最佳证据"。证据评级原则共分 4 个等级：一级证据是随机双盲对照试验。任何新治疗方法必须按照同样标准将患者随机地分成两组，一组使用治疗药物，一组使用没有治疗作用的安慰剂，治疗组的医生完全不知道谁使用了治疗药物，等试验结束后由研究组医生揭盲，客观评价药物疗效。这是完全符合唯物主义认识论的。二级证据是高质量的研究或几项具有临床、实验室或项目终点的充分研究。三级是队列观察，通过一个队列进行长时间、大量病历进行随访观察。四级是专家共识。

下面把我认为与恐艾有关的部分摘录于此，再强调一下。

日常接触不会使人们受到感染。

艾滋病病毒可通过与艾滋病病毒感染者发生血液、乳汁、精液和阴道分泌物等各类体液交换而传播。怀孕和分娩期间也可能将艾滋病病毒传播给胎儿。亲吻、拥抱、握手或共用个人物品、食物或水等一般日常接触不会使人们受到感染。值得注意的是，正在接受抗逆转录病毒药物治疗且病毒得到抑制的艾滋病病毒携带者不会将艾滋病病毒传给其性伴侣。因此，及早向艾滋病病毒感染者提供抗逆转录病毒药物及支持以使之坚持治疗，这不仅对于改善其自身健康，而且对于预防艾滋病病毒传播都是至关重要的。

再强调一下日常接触不传染，这是通过大量科学研究得出的结论，是完全可信的。

进行抗病毒治疗，病毒载量检测不出的人不会性传播，这个结论是第一次出现在 WHO 的正式文件上。

关于诊断和窗口期问题：艾滋病病毒感染可以通过快速诊断检测法进行诊断，当天即可获得检测结果。这大大促进了早期诊断以及与治疗和护理措施的对接。人们也可自测进行自我检测。然而，任何单一检测都不能提供完整的艾滋病病毒感染阳性诊断；需要在社区中心或诊所由合格且经过培训的卫生或社区工作者进行确认检测。在国家批准的检测策略和算法中使用世卫组织认证的检测方法，可以十分准确地发现艾滋病病毒感染的状况。抗体检测是最广泛使用的诊断检测法，可发现人体在对艾滋病病毒做出免疫应答的过程中所产生的抗体。在多数情况下，人们会在感染后 28 天内产生艾滋病病毒抗体。在这段时间内，人们会经历所谓的"窗口期"——此时他们可能没有艾滋病病毒感染的体征，但可能将艾滋病病毒传染给他人。

被诊断为病毒阳性的人员在加入治疗和护理方案之前应当再次检测，以排除任何潜在的检测或报告错误。

请注意这里所指的快速诊断、确认试验和自检全部是指抗体检测。这里没有提到核酸检测的方法，因为一般来说核酸检测的敏感性和特异性误差比较高，主要用于艾滋病治疗监测，不用于艾滋病诊断，更不能用于排除诊断。

人体感染 HIV 后 28 天内产生抗体，这基于人体免疫反应的研究，但抗体的检出还与检测试剂的敏感性有关，目前临床所用的第三、第四代诊断试剂都是非常敏感可信的。

治疗作为预防的概念（TasP）：抗病毒药物在可能暴露于艾滋病病毒之前给予时称为暴露前预防用药（PrEP），在暴露后给予时称为暴露后预防（PEP）。当感染艾滋病病毒的风险很高时，人们可以使用暴露前预防用药或暴露后预防。

2022—2030 年全球卫生部门分别关于艾滋病病毒、病毒性肝炎和性传播感染的战略（GHSSs）指导卫生部门实施有战略侧重的应对措施，以实现到 2030 年终结艾滋病、乙型和丙型病毒性肝炎以及性传播感染的目标。

跋

在这里我想告诉大家我是怎样治疗恐艾的。

第一是倾听患者的倾诉，不管患者说得多离谱，我也要耐心地听下去。因为倾听是治疗心理疾病的重要方法。

第二是给患者所谓的高危行为做一个危险度评估，一定要给予一个肯定的回答。如果有危险一定要积极处理，必要时进行药物阻断。如果没有危险一定要肯定地告诉患者没有危险。这是根据我个人的临床经验、实验研究经验，更重要的是治疗恐艾的经验之谈。我所治疗的上万例恐艾的患者，没有一个看走眼的，如果我告诉他们没有危险，让他们耽误了阻断机会，后来得了艾滋病，我恐怕不会安稳地坐在这里了。

第三是建议患者去做 HIV 抗体检测。因为患者叙述了他经历的高危行为，我根据他的叙述进行危险度评估，这都是主观的，只有抗体检测是客观的。迄今为止，WHO 报告的 HIV 感染者高达 7000 万例，没有一例是抗体阴性的，也没有任何 HIV

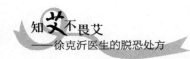
抗体阳性而不是艾滋病的，可以说抗体检测达到 100% 的准确率。如果患者是第一次有高危行为，第一次恐艾，那还有个窗口期问题，如果患者恐艾好多年了，有过多次高危行为，现在测一下，如果阴性，不是把他所谓的高危行为全否定了吗，一次不行就多查几次，去医院不方便就在网上买试剂盒查一下，我们参加过口腔拭子和尿液的快速诊断试剂验证，都挺准的。我常说查抗体是治疗恐艾的方法，其实时间也是治疗恐艾的方法，经过一段时间的思考和治疗，所有的恐艾都会治好的。

作者

2024 年 1 月